ÜBER DAS BUCH:

Das Buch ist die Folge von Seminaren und Kursen zum Thema 'Sepia und andere Tintenfische'.
Es ist so aufgebaut, dass man es im Praxisalltag nutzen kann, d.h. am Ende des Buches ist eine Zusammenfassung, die sowohl die allgemeinen Tintenfischthemen als auch die differenzialdiagnostisch wichtigen Einzelthemen der jeweiligen Tintenfischarten auflistet.
Am Ende des ersten Teils (Seite 88) ist die Zusammenfassung der Erfahrungen mit Sepia zu finden.
In den meisten Fällen genügt ein Blick in diese Kapitel, um den passendsten Tintenfisch zu verordnen.

DER AUTOR:

Gerhard Ruster ist Heilpraktiker und praktiziert seit 11 Jahren klassische Homöopathie in Saarbrücken. Er gibt Kurse und Seminare seit 8 Jahren.
Bisher erschienen ist das Buch *Homöopathie* (Verlag: Lechner, Eurobooks; über Peter Irl - Versand) Es ist besonders geeignet als Patienteninformation. Zudem enthält es viele Fallgeschichten, die *Arzneimittelprüfung von Stickstoff* und erste Erfahrungen mit dieser Arznei. Somit ist es auch für Praktiker von Wert.

Gerhard Ruster

Sepia

und die Tintenfischfamilie

Ruster, Gerhard:
Sepia und die Tintenfischfamilie.
Saarbrücken 2001.

© Gerhard Ruster
Kaltenbachstraße 1; 66111 Saarbrücken. Tel.: 0681-39590
Email: Tarentula@aol.com

Herstellung: Books on Demand GmbH

Bildnachweis:
Titelbild: Fotoarchiv Harald Lange, Windscheidtstraße 19 in 04277 Leipzig.
Es zeigt ein Sepia-Pärchen beim Vorspiel. Das Zebramuster ist die typische Balztracht. Schon der Laie erkennt leicht, dass das oben schwimmende Männchen ein Auge auf die Sepiadame geworfen hat. Auch wenn sie ein wenig verträumt wirkt, so ist es ihr doch keines Wegs entgangen und sie gibt dies kund mit dem aufblickenden Leuchtfleck auf dem Hinterleib.
" Das Verhalten von Sepia ist weit differenzierter, als bisher angenommen wurde. Die 11 komplexen sozialen Verhaltensweisen von Sepia setzen sich aus 30 Signalen bzw. Verhaltensanteilen zusammen. Am auffälligsten sind die der Balztracht des Männchens beim Werben um ein Weibchen......Dazu gehören bestimmte Haltungen, Färbungen und Musterungen von Armen, Augen, Flossen und Körper. ..Auf die Werbung eines Männchens treten unreife Weibchen die Rückstoßflucht an, paarungswillige aber antworten mit einer Paarbindungsgeste, eine solche wird dann auch vom Männchen ausgeführt. Bei der Begattung folgen 7 Handlungsteile aufeinander, deren Abfolge zwingend ist." (Zahm, M. Sepia officinalis)

Buchrücken:
Rechts oben: *Loligo, ein Kalmar*. Gerhard Ruster
Rechts Mitte: *Nautilus*. Axel Grambow, Fotoarchiv. Frankfurter Tor 8; 10243 Berlin.
Recht unten: *Oktopus vulgaris*. Fototarchiv Harald Lange (s.o.)
Links: *Längsschnitt durch ein Nautilusgehäuse*. (von Ralf Fisch)

ISBN 3-8311-2534-1

Danksagung

Ausdrücklich möchte ich mich bedanken
bei meinen Patientinnen und Patienten, die
ihre sehr persönliche Geschichte
zur anonymen Veröffentlichung
freigegeben haben.

Auch bei Ralf Fisch möchte ich mich bedanken, für die endlose
Bereitschaft, mir die Biologie der Unterwasserwelt näher zu bringen
und für die Fotographien (Nautilus-Längsschnitt). Für die gekonnte
Gestaltung des Einbandes danke ich Nikola Koch.
Auch dem Urania Verlag Berlin möchte danken für das freizügige zur
Verfügungstellen der Coverbilder Sepia, Oktopus und Nautilus. An
dieser Stelle möchte ich nicht versäumen auf das glänzend
erarbeitete Urania Tier- und Pflanzenreich hinzuweisen. Ein
elfbändiges Werk, dessen Anschaffung man nicht bereut.
Bei Sabine Kaspar, Martin Zipf und Silke Sponheimer möchte ich mich
bedanken für die Korrekturlesung und stilistische und inhaltliche
Verbesserung des Inhaltes.
Dank auch an Boris Peisker und seine PrüferInnen für die Freigabe
der Eledoneprüfung. Besonderen Dank geht an meine tapferen
Mitprüfer in den Arzneiprüfungen von Nautilus und Krallenkalamar.

Vorwort

Man sollte denken, dass es keine wesentlichen Meinungsverschiedenheiten über ein Arzneimittelbild mehr gibt, wenn es sich um ein so häufig benutztes Polychrest wie Sepia handelt. Als ich einmal mit einigen Homöopathen am Tisch saß, kam die Sprache gerade auf den Tintenfisch. Es waren sicherlich rund 50 Jahre praktische Erfahrung versammelt, aber von Einigung keine Spur. Letztlich verließ ein Kollege wutentbrannt den Tisch.

Auch in den "Essenzen" von Vithoulcas finden sich nur bei einer Arznei gleich 3 Versionen, nämlich bei Sepia.

So ganz verwunderlich ist es ja nicht, oder sollte eine Potenz der Sepiatinte, die alles Wasser eintrübt, etwa ein Bild der Klarheit hinterlassen?

Viel mehr scheinen doch die Einzelnen etwas ganz Verschiedenes aus dem Trüben zu fischen, nur die Sepia hat sich längst vergraben. Sieht man sie einmal, behauptet die eine, sie habe deutlich blaue Arme, der nächste ist davon überzeugt, dass sie eher grün sind, und eine dritte sieht die braunen Arme, die eben ganz nach Untergrund verschieden gefärbt sind. Mit dieser Fähigkeit stellt die Sepia so manches Chamäleon in den Schatten.

Auch die Vorstellungen vieler Homöopathen über das Tier selbst sind sehr verschieden von der realen Tintenschnecke Sepia officinalis. Meist wird ein Bild beschrieben, das der Krake ähnelt.

Vor diesem Hintergrund wollte ich mir Klarheit verschaffen über diese trübe Tinte. Um all meine Vorurteile auszuschalten, habe ich dazu ein einfaches Konzept benutzt:

1. Klinische Erfahrung

Ich sortierte die fünf besten und eindeutigen Sepiafälle der letzten Jahre aus. Sie sollten die wesentlichen "Kriterien zur Veröffentlichung" (nach Peter König, Wien) erfüllen. Das bedeutet:

- Es wurde kein anderes Mittel als Sepia gegeben (Simillimumfälle).
- Das zentrale Empfinden des Patienten hat sich geändert.
- Deutliche und drastische Besserung der Pathologie.
- Die Beobachtungszeit ist angemessen und der Verlauf dokumentiert.

- Der Patient ist mit der anonymen Veröffentlichung einverstanden. (G.R.)

Ich untersuchte diese Fälle auf Ähnlichkeiten und Grundzüge, die nicht zufällig sein konnten.

2. Arzneimittelprüfung
Ich verglich die zentralen Themen der Patientinnen und des Patienten mit den Prüfungsprotokollen der Arzneimittelprüfung von Sepia und erstellte ein Themenkonzept.

3. Biologie und Lebensweise des Tieres
Im letzten Schritt verglich ich die Biologie der Sepia mit den homöopathischen Ergebnissen, um zu sehen, ob sich ein Sinn ergibt. Es ist ein glückliches Zusammentreffen, dass gerade diese Tintenschnecke so gründlich untersucht worden ist.

Heraus kommt ein synthetisches Arzneimittelbild aus Prüfung, Erfahrung und Signatur, das sehr praxistauglich ist.

Damit war das Büchlein eigentlich schon beendet und lag als Manuskript ein gutes Jahr herum, es war einfach noch nicht rund genug.

Mit der Biologie von Sepia und den Tintenfischen hatte ich mich vor diesem Buch nicht näher beschäftigt. Angespornt durch dieses faszinierende Gebiet (Es hat mich immerhin zu einem Tauchkurs auf einer Biologentauchbasis auf Elba verleitet.), konnte ich es nicht unterlassen, weitere Tintenfische homöopathisch zu prüfen, um dieser erfolgreichen Tiergruppe einen angemessenen Platz in der Materia Medica zu reservieren.

So finden sich in der zweiten Hälfte des Büchleins biologische Betrachtungen und Arzneimittelprüfungen von Nautilus, Krallenkalmar und Eledone (Kleine Krake von Boris Peisker & Freunden geprüft).

Ich wollte durch diese Prüfungen herausfinden, welches die Gruppen-themen aller Tintenfische sind und welche Symptome spezifisch für Sepia bzw. für die jeweilige Tintenfischart sind.

Den Symptomenkomplex der einzelnen Arten im Zusammenhang mit den Symptomen der zugehörigen Tier- oder Pflanzengruppe zu betrachten, ist eine sehr angenehme Methode, sich Überblick über die endlos scheinende Materia Medica zu verschaffen.

Biologen gehen beim Bestimmen einzelner Pflanzen oder Tiere eigentlich genauso vor. Zunächst mal sieht man recht schnell, dass dieses Tier schwimmt und dann auch noch rückwärts losdüst. Hat es auch noch viele Arme, ist es sehr wahrscheinlich ein Tintenfisch. Um welche Untergruppe und Art genau es sich letztendlich handelt, bedarf genauerer Untersuchung.

Ich hoffe mit meinem folgenden Beitrag ein wenig Klarheit in die trübe Sepiatinte zu bringen und die ganze Gruppe der Tintenfische homöopathisch zu erhellen.

Gerhard Ruster

Inhalt

I. Fallsammlung Sepia

II. Sepia Grundzüge

III. Biologische Einordnung

IV. Neue Arzneimittelprüfungen

V. Allgemeine und spezielle Themen der Tintenfische

VI. Quellenangabe

Fallgeschichte 1

Den ersten Fall habe ich vor ca. 5 Jahren in einem Kurs aufgenommen.
"?" bedeutet, dass die Antwort nicht spontan sondern auf eine Frage erfolgte. Meist habe ich an diesen Stellen nur genauer nachgefragt.
*** Sternchen kommen besonders bei Eßgewohnheiten vor und deuten die Intensität des Verlangens oder der Abneigung an.

Die Patientin ist 26 Jahre alt. Sie wirkt offen, selbstbewusst und attraktiv. Das Publikum beeinträchtigt sie anscheinend nicht. Sie hat einen Sohn von 3 Jahren und lebt mit dem Vater zusammen.

Sie erzählt:
Ich habe seit 18 Jahren Heuschnupfen, Desensibilisierung und Spritzen haben bei mir nicht geholfen. Schon als Kind hatte ich es auf den Bronchien, heute noch Bronchienverengung.
Die Nase läuft, die Augen tränen und der Gaumen juckt. Viel Niesen.
Auslöser ?
Es kommt durch Katzenhaare, Hausstaub, Bettfedern und so.
Andere Beschwerden ?
Seit 6 Jahren habe ich Herzrhythmusstörungen.
Ich spüre das Herz unregelmäßig schlagen, das ist mal schlimmer, mal besser phasenweise. Am Anfang hatte ich Todesängste dabei. Da bin ich nachts aufgewacht, hatte nur noch heiß, rief den Notarzt und nahm Valium. Aber man gewöhnt sich daran und weiß, dass es vorbeigeht.
? - Es war richtig Todesangst mit Hyperventilieren und so.
Was war vor 6 Jahren ?
Es begann ein halbes Jahr nachdem mein Vater gestorben war, er starb am Herztod.
? - Er starb und ich hatte keine Trauer. Auf der Beerdigung waren so viele Leute, die ich nicht kannte, angebliche Freunde. Ich erinnere mich noch deutlich an den Leichenschmaus, die haben sich köstlich amüsiert auf der Feier, richtige Trauer kam einfach nicht auf. Ich war überfordert mit der Situation, es ist mir erst später bewusst geworden, ich habe es nicht wahrgenommen damals.

Allgemeine Befragung nach Tageszeiten, Wetter, Landschaft, Fahren, enger Kleidung, usw.:

Ich bin oft müde um 14°° Uhr, morgens bin ich fit.

Warmes und trockenes Wetter ist gut für mich.

Bewölktes Wetter, kalt-nasses Wetter. Da habe ich eine extreme Abneigung. Nass, das ist beschissen***, das ist ein Tiefpunkt, da bin ich matt und träge.

Ich liebe das Meer und die Sonne, es muss heiß sein, am Meer, da geht es mir am besten, da ist auch der Heuschnupfen besser, mir geht's supergut und ich bin ausgeglichen.

? - Ich nehme die Sachen dort nicht so ernst.

? - Am Meer ist auch das Herz besser.

? - Bei Vollmond kann ich nicht schlafen*.

? - Ich bekomme schnell blaue Flecken**.

? - Beim Fahren wird mir übel und ich muss erbrechen, mit allem, was dazu gehört, wenn ich eine Stunde gefahren bin.

? - Mein Appetit schwankt sehr, ich habe wenig bei Stress.

? - Ich mag gerne Rohkost**, gerne Fisch*, gerne Kartoffel* und gut Gewürztes*, phasenweise täglich ein Ei.

? - Eine Abneigung gegen Fleisch hatte ich schon als Kind.

Auch Abneigung gegen Sardellen, Austern und rohe Muscheln**. Ich mag diese schleimige Konsistenz nicht.

Ich mag gerne eiskalte Getränke.

? - Der Stuhl ist weich und öfters am Tag, durch heftige Sachen bekomme ich Durchfall.

Heftige Sachen?

Wenn zu wenig Zeit ist, dann schaffe ich alles nicht mehr, ich habe auch Durchfall nach einer Prüfung. Ich reagiere irgendwie im Nachhinein.

Ich habe auch manchmal Kopfweh dann, es ist unterschiedlicher Art. Ich bekomme Kopfweh, wenn zu wenig frische Luft da ist, ich muss das Fenster öffnen. Genauso ist es mit Stress, das macht Kopfweh, Aspirin hilft meist.

Zweimal habe ich erst gar nichts mehr gesehen kurz und dann hatte ich richtig starke Kopfschmerzen.

? - Das Kopfweh ist unter der Schädeldecke, permanent dann. Am Hinterkopf sticht es.

Ängste ?
Wenn ich was leisten muss in der mündlichen Prüfung, ich denke, ich wäre schlecht und bekomme doch immer wieder eine gute Note, ich bin einfach nie zufrieden.
Und ich habe Angst, meinem Sohn könnte was passieren. Ich höre ihn schreien, obwohl er nicht schreit. Ich habe Angst, er zieht sich was schlimmes zu.
[Spontan] *Ich habe auch Angst vorm Tod.*
? - Diese Ungewissheit, es ist Angst vor der Ungewissheit.

Was berührt sie stark ?
Wenn im Fernsehen Kindern was passiert, das berührt mich.

Schlimmes ?
Das Schlimmste in meinem Leben war die Geburt, es war furchtbar schmerzhaft, ich hatte keine Kontrolle mehr. Kurz dachte ich, es geht nichts mehr, ich habe geschrieen, Panik, Todesängste und Krämpfe. Ich konnte nicht atmen. Ich dachte "nie wieder !"

? - An meine Kindheit erinnere ich mich gut, wir waren oft im Wald, Pilze sammeln, es war toll. Wir sind viel spazieren gegangen in der frischen Luft. Mit meiner 4 Jahre älteren Schwester war es schwierig, ich habe bis heute kein Verhältnis zu ihr, es war ein ewiger Konkurrenzkampf.
Meine Mutter hat uns ausgespielt in Sachen Schulleistung bis zum Abi, ich war die Faulste, das schwarze Schaf. Ich hatte viel Krach mit meiner Schwester. Mein Studium macht mir Spaß, ich studiere Psychologie, vor allem die Psychoanalyse interessiert mich, die Fallbearbeitungen und die analytischen Gedanken, da kann man helfen. Bei meinem ersten Arbeitsplatz nach dem Studium ist es schwierig, es ist noch neu.
? - Wenn es jemand anderem schlecht geht, kann ich gut damit umgehen, es geht mir nahe, ich gehe auf Leute ein. Krankenhaus und so, das nehme ich nicht so wahr.
Ärger ?
Bei Ärger bekomme ich einen Wutausbruch, werde laut und mache Vorwürfe, in der Partnerschaft bin ich unzufrieden, es ist schwer, es mir recht zu machen. Wenn ich Wünsche nicht sofort erfüllt bekomme,

bekomme ich Wut, ich bin auch sehr wechselhaft. Heute so und morgen so.
Kummer und Sorgen ?
Über gewisse Sachen spreche ich mit niemandem, ich würde sie unter gar keinen Umständen rauslassen. Ich bin nur bis zu einer gewissen Grenze offen.
Bei Ärger ist das anders, ich werde schnell wütend und lasse es schnell raus. Auch auf Kritik reagiere ich mit Wut.
Trost ?
Wenn es mir schlecht geht, kann ich keinen Trost leiden. Ich habe dann das Gefühl, mich mag niemand, die Leute sollen mich nett finden, das ist mir sehr wichtig.

Menses ?
Die Menses ist schmerzhaft zu Beginn der Blutung, Unterleibsschmerzen. Nicht sehr.

Wiederkehrende Träume ?
Ich träume von Farben, von Papageienvögeln, von tiefblauen und roten Flocken.
Die Waden einer Freundin sind blau z. B.
? – Ich finde keine Erklärung für diese Träume.

Filme, Bücher, Interessen ?
Mein Lieblingsfilm zur Zeit ist Pretty Woman: die Geschichte ist so unkompliziert, märchenhaft und einfach goldig.
Wünsche ?
Ich wünsche mir eine glückliche Partnerschaft, dass alle gesund sind und Erfolg und Spaß im Beruf.
Verhältnis zu Vater und Mutter ?
Zu meinem Vater hatte ich kurz vor seinem Tod ein gutes Verhältnis.
Zur Mutter hatte ich noch nie ein Verhältnis.

Wir waren uns im Kurs gar nicht einig, welche Arznei man ihr geben sollte. Wir suchten nach den besonderen Symptomen und Grundzügen in diesem Fall und stellten folgende Analyse zusammen, bevor wir überhaupt ins Repertorium schauten:

Analyse und Zusammenfassung

Beschwerden:
Heuschnupfen und Allergie; zeitweise mit Bronchienverengung.
Herzrhythmusstörungen, seit 6 Jahren, ein halbes Jahr nach der Beerdigung des Vaters.

Prinzipien im Fall:

Nicht wahrnehmen - blind sein; bzw. im Nachhinein reagieren.
- Beerdigung: richtige Trauer kam nicht auf, ich war überfordert, .. ich hatte es *nicht wahrgenommen* damals.
- Durchfall nach Prüfung, ich reagiere irgendwie *im Nachhinein*.
- Sieht nichts vor Kopfschmerzen, *erst blind, dann folgen die Schmerzen*.
- Krankenhaus: *ich nehme es nicht so wahr*.
- Mutter und Schwester: *kein* Verhältnis. (Nicht ein schlechtes, sondern einfach keines.)
[Dieses Prinzip durchdringt den Fall am auffälligsten.]

Verschlossenheit.
- *Ich kann keinen Trost leiden.*
- *Über gewissen Sachen spreche ich mit niemandem.*
- *Ich bin offen nur bis zu einer gewissen Grenze.*

Offenes, Freies, Frisches bessert im Äußeren.
- Frische Luft, Fenster auf. (Kopfweh und Sicht agg.)
- Am Meer besser. (Bewölkt agg.)
- Essen: verlangt Rohkost, eiskalte Getränke.

Tod.
- Furcht, dem Sohn könne etwas geschehen, wenn sie ihn nicht mehr sieht.
- Todesängste bei der Geburt, bei der ersten Herzarrhythmie.
- Tod bedeutet für sie Ungewissheit.

Wechselhaftigkeit.
- Puls unregelmäßig.
- Wutausbrüche, Unzufriedenheit: *Es ist schwer, es mir recht zu machen,.. ich bin wechselhaft.*

Affinitäten:
- Meer und Sonne ist *supergut*, macht *ausgeglichen*, Heuschnupfen und Herz besser. Sie nimmt ihre Angelegenheiten am Meer nicht so ernst.
- Abneigung gegen Fleisch, Sardellen, Austern und rohe Muscheln.
- Nasses, kaltes oder bewölktes Wetter: *beschissen, Tiefpunkt, matt, träge.*
- Fahren macht Übelkeit und Erbrechen

Sie wünscht sich natürlich, was sie nicht hat:
- Eine glückliche, unkomplizierte, fast märchenhafte Partnerschaft.

§ 153 Symptome:
Ich frage mich an dieser Stelle immer, was mir noch nie zuvor jemand erzählte.
Wirklich auffallend, absonderlich und unerklärlich, ja sozusagen die homöopathische Spürnase juckend, sind in diesem Fall ihre wiederkehrenden Träume:
- Bunt, von Farben
- von Papageienvögeln
- von tiefblauen und roten Flocken
- von den blauen Waden einer Freundin.

Der Weg zur Arznei

Wenn sich nach der Analyse immer noch keine Arznei aufdrängt, führt das Umsetzen der Themen in Repertoriumsrubriken oft zu einer Idee.

Die Rubrik *Träume - farbig* führte uns zu Sulphur, Nat-m und Saroth.

Das *Nicht wahrnehmen und im Nachhinein reagieren*, lässt sich so direkt nicht nachschlagen, ich benutzte stellvertretend die Art der Kopfschmerzen: Zuerst Blindheit = nicht wahrnehmen, dann tut es weh. Diese Art des Schmerzverlaufes schien mir am deutlichsten ihr Reaktionsmuster auszudrücken. Die Rubriken: *Sehen - Flimmern; verschwommen, trübsichtig - vor Kopfschmerz* kommen dem Phänomen am nächsten. Die Rubrik: *Kopf – Schmerz – Blindheit gefolgt von heftigen Kopfschmerzen* mit *kali-bi* ist ein bisschen klein geraten um sich alleinig darauf zu stützen. (Symptom Nr. 1-5 in der Analyse)
Das *verschlossene Element* findet man recht direkt in den Rubriken: *Gemüt - Weinen - kann nicht, obwohl traurig* + *Kummer - stiller.* (Symptom Nr. 6+7)

Die *Furcht vor dem Tod* ist direkt auffindbar im Repertorium, aber keine so gute Rubrik zum Differenzieren zwischen Arzneien. Genauso ist es mit der Wechselhaftigkeit (*Gemüt - launenhaft*). Ein bisschen besser steht es mit der Rubrik: *Gemüt - Zorn - durch Widerspruch.*

Die deutliche *Besserung am Meer,* findet man in der gut versteckten Rubrik: *Allgemeines - Luft - Seeluft - amel.* Dieser Eintrag ist deutlich zu klein geraten, da dies doch ein sehr verbreitetes Symptom ist, aber immerhin. (Will man sich dem tatsächlichen Umfang der Arzneien mit Meeresbesserung annähern, so kann man die Rubriken: Seeluft bessert + Verlangen nach Fisch + Verlangen nach Salz kombinieren.)

Ein Arzneimittel mit Hilfe des Repertoriums "auszurechnen" ist in meinen Augen grundsätzlich zweitklassig, da ja die wesentlichen Symptome des Patienten der Symptomreihe der Prüfungssymptome der Arznei entsprechen sollen (§ 164, Organon). Man muss bedenken, dass die

Prüfungssymptome in die Repertoriumssprache übersetzt worden sind. Dabei geht schon Einiges verloren. Nun übersetzen wir die Sprache des Patienten wiederum in Repertoriumsrubriken. Dabei entsteht grundsätzlich einige Ungenauigkeit. Das Repertorium gibt insofern nur Hinweise.

In diesem Fall weist es vornehmlich auf Sepia, Nat-m. und Sulphur hin. Die allgemeinen Symptome, das Verlangen nach heißem Wetter sowie die Übelkeit beim Fahren und auch der Zorn durch Widerspruch weisen differenzierend auf Sepia hin.

Repertorisationsansatz:

1. Kopf - Schmerz - Blindheit, gefolgt von heftigen Kopfschmerzen - das Sehvermögen kehrt wieder, sobald die Kopfschmerzen stärker werden
2. Sehen - Nebelig - Kopfschmerzen, bei
3. Sehen - Verlust des Sehvermögens - Kopfschmerzen - zu Beginn der
4. Sehen - Flimmern, Flackern - Kopfschmerzen - vor
5. Sehen - Trübsichtigkeit, trübes Sehen - Kopfschmerz – vor
6. Gemüt - Kummer - still
7. Gemüt - Weinen - kann nicht weinen, obwohl er traurig ist
8. Gemüt - Trost - agg.
9. Allgemeines - Luft - Freien, im - amel.
10. Gemüt - Furcht - Tod; vor dem
11. Gemüt - Zorn - Widerspruch, durch
12. Allgemeines - Luft - Seeluft, Luft am Meer - amel.
13. Magen - Übelkeit - beim Fahren im Wagen oder mit der Straßenbahn
14. Träume - Farbig

	sep.	Sulph.	lyc.	Nat-m.	nux-v.	aur.	carc.	ign.	arg-n.	ars.
1.	-	-	-	-	-	-	-	-	-	-
2.	-	1	-	-	-	-	-	-	-	-
3.	-	-	-	-	-	-	-	-	-	-
4.	1	2	-	2	-	-	-	-	-	-
5.	2	-	-	2	-	-	-	-	-	-
6.	1	1	1	3	-	2	-	3	-	-
7.	2	-	-	4	2	-	1	3	-	-
8.	4	1	1	4	1	1	2	3	1	2
9.	2	2	2	2	1	2	1	1	3	3
10.	1	1	2	2	3	1	-	1	2	4
11.	3	-	3	-	2	3	-	3	-	1
12.	1	1	1	2	-	-	2	-	1	-
13.	3	1	2	-	2	-	1	-	-	-
14.	-	1	-	1	-	-	-	-	-	-

Der Verlauf:

Sie bekam eine Doppeldosis: SEPIA C 30, 5 Stunden später eine C 200.
6 Wochen später berichtet sie im Kurs:

*Es hat von einer auf die andere Stunde gewirkt. Ich fühlte mich saugut.
Dann ging es abwärts und total nach unten eine Zeit. Am 2.Tag war das
Herzklopfen stärker für 2 Tage, aber ich war gut drauf von der
Gesamtstimmung her, sonst bin ich dabei immer depressiv.*
*Nach 3 Wochen hatte ich viel gesoffen und Kaffee getrunken, nach dieser
Nacht war die Wirkung deutlich verschwunden. Sie erwähnten ja, dass
zwar Kaffee keine nachteilige Wirkung auf die Arznei hätte, aber ein
"Vollsuff" schon mal die Wirkung wegnehmen könnte. Ich dachte an
diesem Sonntag schon beim Trinken, jetzt wirkt das Mittel bestimmt nicht
mehr. Ich rief dann an. (Ich gab ihr danach eine Doppeldosis Sepia 200c
und nach 5 Stunden eine 1000c.)*
*Nach der 2. Einnahme habe ich die Wirkung direkt wieder gemerkt, ich
war gut gelaunt und nicht mehr niedergeschlagen.*
? - Nein, seitdem habe ich keine Herzprobleme mehr.
? - Ich hatte auch keine Farbträume mehr.
*Ich fühle mich offener, war viel verschlossener. Ich habe auch keine
Kopfschmerzen mehr gehabt und bin insgesamt gelassener. Der Stuhl ist
nach wie vor weich und öfters.*

Nach 5 Monaten:
Es ist kein Heuschnupfen aufgetreten, das verwundert mich sehr, ich hatte
das so lange.

Nach 18 Monaten:
Es ist auch in diesem Jahr kein Heuschnupfen mehr aufgetreten.
Zwischendrin hat sie auf eigene Initiative eine 10M SEPIA wiederholt.

Inzwischen sind seit 5 Jahren keine Allergie und Herzbeschwerden mehr
aufgetreten.

Über einen seelischen Wandel lässt sich hier wenig sagen, da die Nachbeobachtung durch die Anamnesen im Kurs recht dürftig waren und mein Schwerpunkt der Beobachtung zu dieser Zeit anders lag. Allerdings sieht man deutlich, wie die Patientin mit einer Erstverschlimmerung auf die Arznei reagierte und anschließend eine anhaltende und beeindruckende Besserung folgt.

Der Materia Medica Vergleich.

In diesem Fall schaute ich auch in die Prüfungssymptome von Sepia, da mir das Prinzip, "Im Nachhinein zu reagieren", von Sepia nicht bekannt war und meine üblichen Vorurteile von dieser Arznei im Fall kaum auftauchten.

Die Arzneimittelprüfung ist für mich nach wie vor Basis für das Verständnis einer Arznei. Ich habe inzwischen an vielen Arzneimittelprüfungen teilgenommen, einige selbst organisiert und muss sagen, man kann eine Arzneikraft hautnäher nicht erleben. Klinische Erfahrung kann eine Prüfung entschlüsseln, aber nicht ersetzen.

Ich möchte an dieser Stelle vor allem die Traum und Gemütssymptome der wirklich guten Sepiaprüfung diskutieren. Ich drucke die Symptome hier ab, da Wesentliches teilweise aus der *Encyclopedia of pure Materia Medica von Allen T.F.* übersetzt und noch nicht in deutscher Sprache zugänglich ist. Ich habe den Eindruck, dass es auch in der Homöopathie zu viele Sekundärliteratur gibt und Prüfungen zu wenig diskutiert und konsultiert werden.

Sepia - Prüfungssymptome

aus Hahnemann, *Die Chronische Krankheiten* und *T.F.Allen* [letztere sind gekennzeichnet].
Ich habe die Symptome ein wenig umgeordnet und manches hervorgehoben, und vorläufige Zusammenfassungen in Kästchen eingefügt.

Gemüt.
- Niedergeschlagen, traurig.
- Traurig, vorzüglich Abends.
- Traurig und betrübt, am meisten beim Gehen im Freien.
- Düsteres Gefühl, aber ich kämpfe dagegen an, dabei Beckenbeschwerden. [T.F.Allen]
- Sehr traurig, mit ungewöhnlicher Mattigkeit.
- Alle ihre Übel stellen sich ihrem Gemüte in sehr traurigem Lichte dar, so dass sie zagt.
- Große Traurigkeit und öftere Anfälle von Weinen, was sie kaum unterdrücken konnte.
- Weinerlich.
- Reizbar weinerlich.
- Sie wünscht allein zu sein und zu liegen mit geschlossenen Augen.
- Menschenscheu.
- Er darf keinen Augenblick allein sein.
- Bei den Kopfschmerzen eine große mentale Depression; ich kann meine Gedanken nicht sammeln, mich nicht an Dinge erinnern, die ich sehr gut weiß; die Gedanken kommen nicht. [T.F.Allen]
- Sie hätte vor Unmut über Alles weinen mögen, ohne Ursache.
- Trübsinn; sie fühlt sich unglücklich, ohne Veranlassung.
- Alle paar Minuten wollte ich weinen, ich wusste aber nicht warum.[Allen]
- Die Sprache kommt sehr langsam, ich muss die einzelnen Wörter ausgraben (to drag out~ mühsam herausziehen) um meine Ideen auszudrücken und vergesse die wesentlichen Punkte. [T.F.Allen] (11 Tage lang)
- Ich fühle mich zunehmend dumm, es scheint, als könnte ich mich nicht an die Dinge erinnern, die ich gestern noch wusste. Es erfordert harte Arbeit zu denken oder zu studieren, als wäre mein Geist "hinter der Hecke", (hedged in

~ beschränkt), wie eingegrenzt. Ich kann zum Beispiel nicht 2 Dinge miteinander vergleichen, wie zum Beispiel Bryonia mit einer anderen Arznei. Ich komme nicht aus der eingeengten Denkrichtung heraus; als ob mein Geist geschwächt ist. [T.F.Allen]

* Ich bemerke heute, dass ich mich nicht so schnell an Sachverhalte, die ich sonst sicher weiß, erinnern kann.[T.F.Allen]

Kommentar:
Die Schlüsselbegriffe der hier beschriebenen Depression sind: Trübsinn und Düsterkeit - Rückzug - die Augen schließen - nicht wissen warum bis hin zum Vergessen des Wesentlichen und nicht mehr erinnern können, was man sicher wusste. Trübsinn durch etwas wirklich Verdrängtes im psychologischen Sinn. Man sieht deutlich die Tendenz einfach zu vergessen und die Augen zu schließen, und damit einen Trübsinn zu erzeugen, scheinbar ohne Veranlassung.

* Schwaches Gedächtnis.
* Ich versuchte zu studieren, wurde aber nervös und verwirrt, ich konnte mich nicht konzentrieren. [T.F.Allen]
* Er verschreibt sich oft.
* Er war zerstreut, sprach unrichtig und verwechselte die Worte.
* Unbesinnlich und gedankenlos, bei aller Arbeitslust.
* Abneigung gegen geistige Arbeit, welche die Kopfschmerzen verstärkt. [T.F.Allen]
* Schwerer Gedankenfluss.
* Düsterkeit und Unfähigkeit zum denken, den ganzen Vormittag und viele Nachmittage nach einander.
* Wie dumm im Kopfe, anfallsweise, mit Schaudern und Ausbleiben des Atems bis auf Augenblicke; dann musste sie tief atmen.
* Trägheit des Geistes und Niedergeschlagenheit.
* Träger Geist.
* Ich kann meine Gedanken nicht sammeln, und bin unfähig, einfachste Fragen zu beantworten. Es macht mich unglücklich, ich muss weinen, danach fühlte ich mich besser.

- Meine Gedächtnis ist so schlecht, mir fallen die einfachsten Sachen nicht wieder ein, weshalb ich mich sehr elend fühle. [T.F.Allen]
- Sie vergaß, dass sie ihre Kinder anziehen und versorgen sollte (bis 10 Uhr morgens) [T.F.Allen] (Nicht unbedingt im Sinne einer Gleichgültigkeit gegen ihre Kinder. Anmerkung G.R.)

- Ich begann einen Brief zu schreiben, die Ideen kamen ganz natürlich. Als ich den Brief beendet hatte, las ich noch mal drüber und fand alles falsch, ich hatte falsche Wörter und falsche Ausdrücke benutzt. Angeekelt gab ich es auf. [T.F.Allen]
- Er denkt Dinge, die er nicht denken will, spricht in Ausdrücken, die er selbst besser weiß, nimmt sich zu tun vor, was wider seine Absicht ist, und befindet sich so mit sich selbst im Widerstreite und daher in sehr unangenehmer, unruhiger Stimmung. (n. 24 St.)

> Kommentar:
> Verdrängung und Trübsinn steigern sich weiter bis zum Versagen des Geistes. Es bleibt nicht beim Augenschließen und Vergessen, die Prüfer drücken sich sogar anders aus, als sie wollen und tun Dinge, die sie eigentlich nicht tun wollen.

- Ungewöhnliche Klarheit des Intellekts, konnte genau und folgerichtig denken und mich schneller erinnern. [T.F.Allen]
- Klarheit der geistigen Kräfte, der Kopf ist klarer. [T.F.Allen]

- Große Neigung zu singen und fröhlicher als sonst. [T.F.Allen] [10 Wochen lang !]

> Kommentar:
> Klarheit und Fröhlichkeit stellen sich als Gegenteil von Trübsinnigkeit bei einigen wenigen Prüfern ein. Klarheit - Trübheit ist eine Hauptachse der Sepiatinte. In der freien Natur und auch als Potenz.

- Besorgt und ängstlich, mit Verdrießlichkeit.
- Bängliches Zittern, mit kaltem Schweiß an der Stirn.

- Beängstigung, in Anfällen.
- Arge Angst im Geblüte.
- Ängstlichkeit, Bänglichkeit, zu manchen Zeiten.
- Ängstlich, gegen Abend.
- Ängstlichkeit, Abends, sie wird ganz rot im Gesicht, und so wechseln die Hitzeschauer von Zeit zu Zeit.
- Große innere Unruhe, viele Tage lang, mit Hastigkeit; er möchte gleich beim Anfange schon mit der Arbeit fertig sein.
- Unruhig und unheiter, viele Tage; mit traurigen Erinnerungen beschäftigt, ängstlich, hat sie nicht lange Geduld auf einer Stelle.
- Wenn er an die vergangenen Übel nur denkt, wird gleich der Puls schneller und der Atem vergeht ihm.
- Die Erinnerung an vergangene Unannehmlichkeiten versetzt ihn in äußersten Unmut.
- Grämliches Gemüt, wie nach heimlichem Ärger.
- Es fallen ihm von selbst ärgerliche Vorfälle aus vergangenen Zeiten ein, worüber er so empört wird, dass er ganz außer sich kommt und sich nicht zu lassen weiß, unter Angst, Herzklopfen und Schweiß am ganzen Körper.

> Kommentar:
> Einige Prüfer erinnern sich unter der Sepiawirkung an alten Ärger, speziell heimlichen Ärger. Es passt also für Patienten, denen alter Ärger wieder einfällt, und die sich dann darüber empören. Diese Reaktion ist nur nötig, wenn man sich damals nicht empört hat und die Unannehmlichkeiten ausgeblendet oder doch angenommen hat. Die Reaktion erfolgt im Nachhinein.

- Mutlos und verdrießlich.
- Gänzliche Mutlosigkeit.
- Höchster Lebensüberdruss; es war ihm, als könne er ein so elendes Dasein nicht länger ertragen, und als müsse er vergehen, wenn er sich nicht entleibte. (n. 24 St.)
- Große Gleichgültigkeit gegen Alles, kein rechtes Lebensgefühl.
- Gleichgültigkeit.
- Keine Lust zu arbeiten, unaufmerksam, zerstreut.

- Ich fühlte mich den ganzen Tag so, als kümmerte es mich nicht, was geschieht. [T.F.Allen]
- Sehr gleichgültig gegen Alles, teilnahmslos und apathisch.
- Eine Dosis der Arznei nimmt mir jeden Antrieb (ambition ~ auch Ehrgeiz), ich will einfach nichts tun, weder arbeiten noch spielen, es ist sogar eine Anstrengung zu denken. [T.F.Allen]

> Kommentar:
> Ein Endzustand der Sepiawirkung ist Gleichgültigkeit. Es liegt nahe, diesen Zustand als Folge der bisher angedeuteten Reaktionsmuster zu sehen: nicht wahrnehmen - Augen zu - vergessen - Trübsinnigkeit - Dinge tun, obwohl man sie nicht beabsichtigt - Ärger darüber im Nachhinein - Nicht mehr auf dem eigenen Weg, es folgen Interesselosigkeit und Gleichgültigkeit.
> Ein weiterer Hinweis ist der folgende Prüfungstraum:

- Um Mitternacht, unter starkem Schweiße, eine Art Ohnmacht, eine Viertelstunde lang, mit Bewusstsein, doch ohne Regen, noch einen Finger rühren zu können; in tiefster Ohnmacht, wie ein Traum, indem er mit einem Geiste kämpfte; kaum daraus erwacht, fiel er in eine zweite Ohnmacht mit einem Traume, als hätte er sich in einem Walde verloren.

> Kommentar:
> Solche "Wachträume" spiegeln meist das Wesen einer Arznei. Der Kampf mit einem Geist ist ein Bild für einen Sepiazustand. Es drückt wieder aus, dass das worunter man leidet, wie ein Geist ist, nicht klar, eben nicht zu fassen.
> Das zweite Traumbild, im Wald verloren zu sein, sehe ich als Ausdruck des Endzustandes des Sepia-Reaktionsmusters. Nachdem man tut, was man eigentlich nicht will und Negatives erst einmal ausblendet, verliert man den eigenen Weg.
> Ein Grund für den Tintenausstoß der Sepien ist, dem Angreifer etwas vorzumachen. Das Tier stößt eine Tintenwolke aus, die viele Feinde dann mit der Beute verwechseln, derweil sich die Sepia eingräbt. Sozusagen ist es wirklich ein Kampf mit einem Geist, ein Scheingefecht.

- Sehr schreckhaft und furchtsam.
- Angst zu sprechen oder angesprochen zu werden.[T.F.Allen]
- Unzufriedenheit.
- Sehr leicht gekränkt.
- Verdrießlich und verdrossen zu allen Geschäften.
- Missmut, besonders früh.
- Neigung zu Zorn.
- Zornig, verdrießlich.
- Sehr ärgerlich und heftig.
- Eine Kleinigkeit kann heftige Zornaufwallung, mit Zittern (besonders der Hände) hervorbringen.
- Aufgeregtheit.
- Sehr gereizt im ganzen Körper.
- Nerven gegen jedes Geräusch sehr empfindlich.
- Von Klavierspielen sehr angegriffen.
- Nervöse Reizbarkeit zwingt ihn dazu, still zu sein. [T.F.Allen]
- Sehr reizbar, wollte nicht angesprochen werden und nicht sprechen. [T.F.Allen]
- Höchst empfindlich bei geringem Anlasse; ein Anfall von verzweifelt wütigen Gebärden, mit Schluchzen; sie wirft sich aufs Bett und bleibt, ohne zu essen, den ganzen Tag liegen (gleich vor der Regel).
- Ich fühlte mich sehr geplagt, geärgert von allen um mich herum. [T.F.Allen]
- Sie tadelt alles und will alles nicht, was andere wollen, unter Weinen und Gesichtshitze.
- Es ist ihr nichts recht, sie hat an Allem auszusetzen.
- Er ärgert sich über jede Kleinigkeit. Verdrießlich und zum Zanken aufgelegt. Ärgerliche Empfindlichkeit. Ärgerlich, besonders früh.
- Große Neigung sich zu ärgern.
- Von Ärger so aufgeregt, dass sie einen Schlagfluss (Hirnschlag) befürchtet, wobei ihr schwarz vor den Augen wird.

Um die Sepia-Gereiztheit auf einen Punkt zu bringen, könnte man die erste Patientin zitieren: *"Man kann es mir nicht recht machen."* Auch diese spezielle Art von Reizbarkeit, in der alles unpassend erscheint und nichts passt, ergibt sich aus dem aufgezeigten Reaktionsmuster, sich letztlich in eine Situation hinein zu bringen, die man nicht will.

- Neigung des Geistes, sich über zukünftige Ereignisse Gedanken zu machen. [T.F.Allen]
- Traurig über ihre Gesundheit.
- Trübe Vorstellungen über seine Krankheit, auf die Zukunft.
- Schwermütig, besonders früh.
- Bekümmert über ihre Gesundheit, ängstlich, gereizt und sehr schwach.
- Sie macht sich lauter kummervolle Gedanken über ihre Gesundheit, wähnt die Auszehrung zu bekommen und bald zu sterben.
- Ich bekam die Nachricht von einer leichten Erkrankung eines Freundes, was mich stark deprimierte. (Normalerweise hätte es nicht den geringsten Eindruck auf mich gemacht). Dieser Zustand nahm immer mehr zu, ich wurde so nervös, dass ich das Gefühl bekam, ich müsse schreien, wenn ich mich nicht irgendwo festhalten würde. [T.F.Allen]

Kommentar:
Todkrank zu sein, ist ein auffallender Zug in der Prüfung, schon alleine die Nachricht von der Krankheit eines Freundes wirft die Prüferin fast aus der Bahn. Dieser Charakterzug begegnet mir bei Sepiapatienten so stark wie bei Phosphor- und Arsenpatienten. Sepia ist in diesem Punkt recht zaghaft im Repertorium vertreten.

- Abwechselnd aufgeräumt und traurig.
- Unwillkürliches Lachen und Weinen, abwechselnd, ohne entsprechende Gemütsstimmung.

Kommentar: Wechselhaftigkeit äußerlich, ohne wirkliche Verbindung zum inneren Gefühl.

Schlaf und Träume:

- Nachtschlaf gering, mit lebhaften Träumen von den Begebenheiten des vorigen Tages.
- Unterbrochener Schlaf, durch lebhafte unangenehme Träume.
- Viel Träume, Nachts, und lautes Sprechen im Schlafe.
- Er spricht laut im Schlafe.
- Sie stöhnt und krunkt Nachts im Schlafe, ohne erinnerlichen bösen Traum.
- Unruhiger Schlaf mit ärgerlichem Traum; er rief laut, strampelte mit den Füßen, und hob den Arm auf, den er dann langsam wieder niederlegte.
- Unerschöpfliche Träume, die ganze Nacht.
- Ärgerliche, grausige Träume.
- Ängstlicher Traum, als sei sein Körper verunstaltet.
- Schreckhafter Traum, als falle sie von einem hohen Berge herab.
- Schreckhafte Träume; sie schreit laut im Schlafe.
- Traum voll Streit.
- Ängstliche Träume, die ihn aus dem Bette treiben.
- Er wacht Nachts mit Schreck und Schrei auf.
- Schreien, Nachts im Schlafe.
- Grausige, ärgerliche Träume.
- Wollüstige Träume und Erektionen stören den Nachtschlaf.
- Wollüstiger Traum mit Pollution.
- Geile Träume beschweren den Schlaf.
- Nachts muss er aufstehen und eine halbe Stunde umhergehen.
- Er träumt nachts, er hätte in die Kammer uriniert, hat aber dabei ins Bett gemacht. [T.F.Allen]
- Nachts viel Beängstigungen.
- Nachts, fieberhafte Hitze mit ängstlichen Phantasien und schwärmerischen Träumen, unter Schweiß am Kopfe.
- Schlaflosigkeit, Nachts, und wenn er schlummert, Schwärmen.
- Wenn er Nachts, beim Wachen, die Augen schließt, kommen ihm gleich viel schwärmerische Bilder vor die Phantasie, die beim Öffnen der Augen wieder verschwinden.
- Ein Traum von närrischem Charakter, von einem alten Gentleman von 70 Jahren, welcher von seiner Frau wegläuft und im Verdacht steht, eine andere geheiratet zu haben. [T.F.Allen]

- Ich träumte, ich sehe ein <u>Gespenst</u> draußen vor dem Fenster meines Zimmers und war dadurch erschreckt. [T.F.Allen]
- Sehr beunruhigende Träume, und er kann Mäuse, Ratten und Schlangen sehen; keine Schmerzen, doch sehr träumerisch und ruhelos; hört Geräusche auf der Straße und Leute reden und laufen. [T.F.Allen]
- <u>Ängstliche Träume von zu befürchtender Notzucht.</u>
- Beängstigende Träume von <u>Mord</u>. [T.F.Allen]
- Ängstlicher Traum, Nachts, <u>als würde er gejagt und müsste rückwärts laufen</u>; aufgewacht glaubte er, es komme etwas, die Brust ihm Beengendes von oben auf ihn zu; darauf Kribbeln und Stiche in der Brust.

Kommentar:
Wie sich schon in den Gemütssymptomen andeutete, zeigt sich in den Träumen deutlich ein Gefühl der Bedrohung, wie gejagt werden, Mord, und zu befürchtende Vergewaltigung.

- Wie irre, richtet er sich um Mitternacht auf, fängt an zu lachen; auf Befragen <u>kneipt er die Augen zu</u>, sitzt ganz steif, mit ausgestreckten Armen und Händen und zusammengebissenen Zähnen; <u>nach einem getrunkenen Schluck Wasser fragt er, was er mit dem vielen Wasser im Magen solle, trank aber mehr</u>, hielt die Hand gekrümmt in die Höhe, als hielte er noch das Glas, lachte dabei und sagte: "<u>Es ist doch artig, das Wasser hat doch Recht bekommen</u>;" drauf schwatzte er, von drei Kurieren, die kämen und wies auf Leute, die hier und da stehen sollten.

Kommentar:
Dieser Traum ist zweifelsfrei der entrückteste und wahnhafteste Zustand innerhalb der Arzneimittelprüfung. Hätte man einen solchen Patienten vor sich, würde man sich fragen, ob man ihn nicht doch besser einweist.
Damit ist das Traumbild nach homöopathischer Denkweise dem Wesen der Arznei am nächsten (da *ungewöhnlich, eigenheitlich und charakteristisch*), der Prüfer ist geradezu dämonisch von der Sepia erfasst und man könnte sich genauso gut einen sprechenden Tintenfisch vorstellen, wie er alle Arme von sich streckt. Zentrale Sepia Elemente stellen sich wieder dar:
- Das Zusammenkneifen der Augen.

- Er trinkt mehr Wasser, obwohl er es nicht will, der Fremdeinfluss (Wasser) hat Recht bekommen.
- Er sieht gleich 3 Ärzte, analog der großen Angst vor Krankheit.

Vergleicht man die Themen der Arzneimittelprüfung mit der Analyse des ersten Falles, so wird deutlich, dass Sepia eine gute Verordnung war. Das Grundmuster der Patientin, manches einfach nicht wahrzunehmen und im Nachhinein zu reagieren ist unübersehbar ein Kernelement in der Prüfung der Sepiatinte. Andere Ähnlichkeiten finden sich viele, wie z.B. der wörtlich aufgetauchte Satz: *man kann es mir nicht recht machen.* Die gute Wirkung ist erklärbar.

Nur dieser wirklich auffallende Traum von den blauen Beinen, den Farbpunkten und den Papageien ist nicht zu finden in der Arzneiprüfung.

In der Homöopathie kann man ja leider nie sagen, man gibt eine Arznei, weil so viele Symptome eines Patienten dem Mittel ähnlich sind. Es können in einem Fall 30 Phosphorsymptome vorkommen, wenn es zwei besondere, eigenheitliche Zeichen gibt, muss man u. U. ein anderes speziell dafür passendes Mittel vorziehen. Das ist die gnadenlose Aussage von §153 und §164 (Organon VI). Diese Erkenntnis Hahnemanns ist verflixt richtig.

In diesem speziellen Fall half mir ein Blick ins Biologiebuch weiter, eine wundervolle Arzneimittellehre, wenn man lernt, darin zu lesen.

Im *Urania Tierreich* findet sich Folgendes:

"Als Schulp oder Sepia-Schale ist sie im Handel erhältlich und wird als Wetzstein für die Singvögelschnäbel in die Käfige gehängt oder zum Polieren von Edelmetallen benutzt......

... . Der unterseits leuchtend blau oder grünlich schimmernde Körper [der Sepia officinalis] wird bis etwa 35 cm lang. Auf der Oberseite ist die Haut gewöhnlich graubraun marmoriert und mit unregelmäßigen, dunkel gefärbten Querstreifen gezeichnet. Die Farbe kann ziemlich schnell wechseln und ist je nach Erregungszustand unterschiedlich...

... Arme werden von lebhaftem Farbspiel überlaufen..."

Also jede Menge Farbe findet sich da, auch die blau leuchtenden Beine, und im Papageienkäfig hängt der Sepiaschulp gleich auch noch. Es sind zu viele Ähnlichkeiten, um nur zufällig in dieser Kombination aufzutreten.

Fallgeschichte 2

Junge Mutter, 34

Spontan:

Es packen mich so Wehwehchen nach der dritten Geburt. Die ist vier Monate her. Seit zwei, drei Tagen im Rücken extreme Schmerzen, die Wirbel springen öfters raus. Ich kann dann kaum noch schlafen. Schlechter beim Drehen im Bett. Das kenne ich von früher. Es ist im Moment wohl vom Kind schleppen, oder sonstigen einseitigen Belastungen.

Vor ein paar Wochen hatte ich ein dumpfes Gefühl auf der rechten Gesichtsseite. Ich denke, es kommt von den Zähnen. Der Zahnarzt findet nichts. Das hatte ich zwei-, dreimal, auch in der Schwangerschaft.

Seit der zweiten Schwangerschaft habe ich eine Nebenhöhlengeschichte. Die Nase war zu. Bis in die Stirn war alles zu. Es wurde durchstochen, aber besserte sich nicht. Letztlich half Penicillin. Ich hatte extreme Kopfschmerzen, als ob der Kopf zerspringen würde. Es war nur schlimm.

Die Rückenschmerzen ?

Im Moment zwischen den Schulterblättern, sonst sind es andere Stellen. Ich konnte den Kopf nicht nach vorne beugen heute Morgen. Den einen Arm muss ich mit dem anderen hochheben, so wenig Kraft im Arm. Das war auch beim Aufwachen heute Morgen. Kopfweh habe ich selten, nur bei Wetterumschwung.

Andere Beschwerden ?

Ich habe manchmal depressive Zustände.

Welcher Art ?

Es ist ein bestimmtes Gefühl und nicht richtig zu fassen. Es kommt anfallsartig und ist schnell weg. Es ist am ehesten ein leichtes Übelkeitsgefühl wie ein Anflug oder eine kurze Welle. Ich kann dann nur abwarten. Mir geht es dann mies. Früher bin ich in ein schwarzes Loch gefallen. Die Ratio wird ausgeschaltet bis hin zu Selbstmordwunsch oder -vorstellungen.

Können Sie das genauer beschreiben ?

Ich konnte mich dann nicht beobachten. Ich kann nicht viel darüber sagen.

Allgemeine Befragung:
Körperliches Tief um 14 Uhr. Sehr müde. Zwischen 6 und 10 Uhr bin ich geistig kreativ, dann Frühstück.

?- Immer verregnetes Wetter ist nicht gut. Ich muss Sonne tanken. Ich mag gerne Wechselwetter, mal Schauer, mal wieder schönes Wetter. Gerne Gewitter, wenn ich mich verkriechen kann. Ich habe Angst vor dem Blitz. Es schlug mal einer ein.
? - Die Fenster müssen auf sein, damit ich frische Luft bekomme.
? - Enge Kleidung am Hals engt mich ein.

Heißhunger, Vorlieben und Abneigungen ?
Manchmal Heißhunger auf Joghurt***, selten auf Schokolade**. Gerne Milch**, ein Liter am Tag. Viel Fisch***, zweimal die Woche. Gerne Krabben und Meeresgetier ***. Ich mag keine Austern, weil sie so schwabbelig sind. Ich salze viel nach.

Ich rieche kaum etwas. Der Geschmack ist sehr gering, schon immer. Ich habe einen Test machen lassen. Der Arzt hat sich gewundert.

Landschaftsvorlieben ?
Am Meer geht es mir gut. Vor den Bergen habe ich Horror. Ein Tal ist mir zu düster, ich fühle mich eingeengt. Tauchen wäre mir auch unheimlich. Schwimmen tue ich gern im Meer.

Magen –Darmprobleme ?
Ich hatte mal eine Magenschleimhautentzündung. Vorher hatte ich die Prüfung und viel private Probleme.

? - Ich lasse zunächst nicht viel raus und bin extrem belastbar. Andere haben eine gesunde Grenze. Ich bin belastbar bis zum Geht-nicht-mehr. Dann kommt der große Knall. Ich brauche sogar ein gewisses Maß an Stress. (spontan).

Welchen Stress haben Sie ?

Bis vor kurzem hatte ich Referendariatszeit und die zwei Kinder und an den Wochenenden habe ich Musik gemacht und war viel auf der Autobahn. Ich spiele Folkmusik, Harfe und Holzquerflöte. Ich mag bretonische Tänze, aber mehr wegen der Musik.

Ängste ?

Ich habe Angst vorm Tod und vor tödlicher Krankheit. (sehr spontan) ? - Ich stehe ein bisschen zwischen Faszination und Angst vorm Tod. Ich gehe davon aus, wenn ich tot bin, ist alles vorbei. Mir fehlt jeder tröstliche Gedanke. Ich kann dann auch in solchen Fragen meinen Kindern keine Stütze geben. Ich habe selbst keine.

Religion ?

Für mich nicht wichtig. Es ist wichtig zu leben, was man denkt. Wir hatten z. B. einen Pfarrer, der nahm Pflegekinder auf. Das finde ich gut.

Trost? *Trost blocke ich eher ab, ich kann ihn noch am ehesten von den Kindern annehmen.*

Probleme mit oder Vorlieben für Tiere ?

Als ich aufs Land zog, wusste ich, es ist eine Spinne im Raum, ohne sie zu sehen. Ich habe es gespürt. Ich schaute erst nach, wo sie ist. Ist eine dicke Spinne da, muss sie heute noch jemand wegmachen, aber es ist viel besser.

Ärger und Zorn ?

Ärger sage ich in der Familie direkt, sonst staue ich ihn eher an.

Was fällt Ihnen schwer ?

Ich bin beunruhigt, wenn ich Entscheidungen treffen muss, hin und her gerissen. Für Jobs zum Beispiel. Ich bin hin und her gerissen zwischen dem, was ich will, und Sicherheit. Die feste Stelle ist nicht mein Traum. Ich lebe viele Jahre schon von Jobs. Aber es ärgert mich, dass ich maßlos unterbezahlt bin. Am liebsten gebe ich Englisch im Fremdsprachenbereich. Ich würde auch gerne von Musik leben. Das ist aber extrem schwer mit Familie zu vereinbaren.

Wie reagieren Sie wenn Sie Kummer oder Sorgen haben ?
Ich merke es zu spät. Ich kann dann nur heulen und weiß erst gar nicht, warum. Ich bin aggressiv und weiß den Anlas nicht. Ich merke es zuerst, wenn ich anfange, mit den Kindern herum zu maulen.

Schlimmste Momente oder Zustände im Leben ?
Am schlimmsten ist für mich der Tod von Menschen. Die Oma war wichtig für mich. Sie starb vor 5 Jahren. Danach hatte ich Prüfungsstress und nicht die Möglichkeit zu trauern. Mir fehlte etwas. Ein Freund starb, wohl an Selbstmord. Ich fiel aus allen Wolken. Das traf mich hart. Die Oma war 93 und starb an Krebs. Sie wohnte bei den Eltern. Es zog sich lange hin. Wir hofften, es versagt bald das Herz, damit sie nicht so elend stirbt. Das Bein faulte schon ab. Ich verabschiedete mich von ihr endgültig. Es zog sich aber noch. Ich konnte dann nicht mehr hingehen. Zu diesem Zeitpunkt, als sie starb, habe ich erfahren, dass ich schwanger bin. Für mich war es ein Zwiespalt zwischen Tod und neuem Leben. Die Prüfungen haben geholfen, es zu verdrängen. Als der Freund starb, habe ich eine Woche lang getrauert, wie gelähmt. Aber ich musste es danach nicht mehr mit mir herumschleppen. Das war gut, eine ganz neue Erfahrung für mich. Wissen Sie, normalerweise funktioniere ich sehr gut in solchen Momenten.

Wann waren die Nebenhöhlenprobleme genau ?
Die Nebenhöhlenprobleme waren im Herbst.
? - Stimmt, das war nach dem Tod der Oma. Es stockte und kam nichts. Ich war auch empfindlich. Ich machte die Vorhänge zu.

Beziehung zu Eltern, Kindheit, etc. ?
Die Beziehung war oberflächlich gut. Nur der kreative Bereich, der mir wichtig war, kam zu kurz. Schule und Leistung war wichtig. Das war mir lange nicht bewusst. Als es mir klar wurde in einer Therapie, wurde ich sehr wütend, dass ich da nicht gefördert worden war. Ich weiß gar nicht mehr, was sie zu meiner Musik gesagt haben. Als ich ein Musikstudium machen wollte, sagten sie, mache das weiter, was du angefangen hast. Ich möchte eigene Musik machen, aber ich unterrichte auch gerne Sprachen. Es macht mir schon Spaß.

? - Mit meinem Vater hatte ich meine Schwierigkeiten. Er redete einfach nicht mehr mit mir, wenn etwas war. Einmal redete er sogar tagelang nicht. Ich fühlte mich mies, lag im Bett, heulte.
Genauer *? Ich fühlte mich dann einsam. Meine Mutter schlug mich einfach. Damit konnte ich besser umgehen.*

Früheste Erinnerung ?
Urlaub, da war ich in Urlaub an der Ostsee. Ich nahm an einem Spiel teil. Man musste mit verbundenen Augen etwas suchen. Eine sehr angenehmen Erinnerung. Daran kann ich mich noch ganz genau erinnern.

Sich wiederholende Träume ?
Ich fiel von einer hohen Klippe, einer Steilklippe herunter. Es bestand kein Grund, fallen zu müssen. Es wunderte mich.

Kindheitsträume ?
In der Kinderzeit hat eine Hexe unsere Familie verfolgt. Die Hexe hatte wirre Haare und ein verzerrtes Gesicht.

Wie fühlen Sie sich insgesamt ?
Ich bin nicht zufrieden, ich kann aber nicht sagen, mit was.

Lieblingstiere oder Pflanzen oder Materialien ?
Am liebsten mag ich Katzen, Raubkatzen auch. Auch Kornblume von der Wiese. An Schmuck würde ich am ehesten Gold tragen. Ich mag überhaupt gerne Tiere, auch Ratten und Schlangen.

Obst ? (Diese Nachfrage zielte auf Tarentula cubensis)
Ich esse gerne Obst, Kirschen** und Bananen**.

Lieblingsfilme oder -bücher ?
Mein Lieblingsbuch ist Ulysses von Joyce. Er beschreibt einen Tag im Leben einer Person. Ich genieße vor allem die Art, wie er schreibt, wie er detailliert in aller Kleinigkeit jede Empfindung an einem Tag wiedergibt. So gut mit der Sprache umgehen zu können, das fasziniert mich, das kann er wirklich extrem gut.

Analyse.

Ihre körperlichen Beschwerden, wie Rücken- und Gesichtsschmerzen sind sehr wechselhaft und als solche schwer zu fassen, die einzige Konstante scheint zu sein, dass die Beschwerden schlimmer sind seit der Schwangerschaft und nach der Entbindung.

Wirklich auffallend ist die Art von Depression, die sie nicht fassen kann: *wie ein Anflug von Übelkeit, wie eine kurze Welle, wie in ein schwarzes Loch fallen bis hin zu Selbstmordwunsch.* Dies ist ein durchaus heftiger Zustand, in den sie da fällt; sehr unberechenbar vor allem.

Das Fallen in die Tiefe ist schon ein Kindheitstraum (dementsprechend mag sie natürlich keine düsteren Täler), auch da fügt sie hinzu: *es bestand kein Grund, ich wunderte mich.*

Ihre Reaktion auf Kummer ist analog: *Ich merke es zu spät. Ich kann dann nur heulen und weiß erst gar nicht, warum.*

Auch die Trauer um die Oma findet nicht statt, sie lenkt sich mit ihrer Beschäftigung ab und reagiert, ihr gar nicht bewusst, mit einer Nebenhöhlenentzündung im Nachhinein eigentlich.

Es ist ziemlich offensichtlich, dass das Nicht-Wahrnehmen und Nicht-Reagieren auf Kummer und Trauer wohl zu den nicht fassbaren Depressionen führt.

In gewisser Weise finden wir diesmal einen Anfang dieses Musters in ihren Schwierigkeiten mit dem Vater. Tagelang redete er einfach nicht mehr und sie lag einsam und sich mies fühlend im Bett (ein originales Sepiabild, siehe Prüfung). Man kann sich vorstellen, dass sie oft nicht wusste warum, da er nicht redete. Das ist natürlich eine psychologische Deutung und nicht homöopathisch gedacht. In der Homöopathie suchen wir vor allem sich wiederholende Muster ohne Wertung, und man sieht deutlich, dass die Struktur, im Dunkeln zu tappen, schon in ihrem ersten bewussten Eintrag im Gedächtnis vorkommt: sie spielt an der Ostsee: *"Etwas suchen mit verbundenen Augen."* Die erste Erinnerung kann sehr aussagekräftig sein, und zeigt oft ein Lebensmuster auf.

Ihr zentrales Empfinden führte mich zu folgenden Rubriken:
- Gemüt - Weinen - grundlos - ohne zu wissen warum.
- Gemüt - Kummer - still

- Gemüt - Weinen - kann nicht weinen, obwohl er traurig ist.
- Gemüt - Beschäftigung - amel.
- Allgemeines - Schmerzen - wellenartig. (Depression wie eine Welle.)
- Träume - Fallen, zu stürzen; zu - Höhe herab, von einer
- + Träume - Fallen, zu stürzen.

Ein zweiter auffallender Zug in diesem Fall ist die Neigung sich zu überlasten:
Ich habe keine gesunde Grenze, bin belastbar bis zum geht-nicht-mehr, dann kommt der große Knall;..ich brauche Stress....ich funktioniere gut..
Diese Neigung führt wohl auch körperlich dazu, dass sie sich ständig überhebt.
Ich habe den Eindruck, dass es dabei darum geht, durch Stress und körperliche Anstrengung, schlummernde seelische Konflikte nicht aufkommen zu lassen.

Ich setzte es in folgende Rubriken um:
- Allgemeines - Heben, Überheben, Überanstrengen der Muskeln und Sehnen - durch
- Gemüt - Beschäftigung - amel. (= ich brauche gewissen Stress)

Das Thema Überlastung ist bei Sepia sehr bekannt. Interessant ist in diesem Zusammenhang die Rubrik:
Gemüt - Wahnideen - überanstrengen, überheben; sie könne sich leicht,
dort ist nur Sepia zu finden. Die Patientin erklärt uns sehr genau, wie dieses Gefühl zustande kommt. Es fehlt die gesunde Grenze, zu spüren, wann etwas zu viel wird. Darunter liegt eigentlich der Wahn, grenzenlos belastbar zu sein.
Ein drittes auffallendes Thema bei der Patientin ist Tod:
Am schlimmsten ist für mich der Tod von Menschen.....Angst vor Tod und tödlicher Erkrankung......wenn ich tot bin, ist alles herum, mir fehlt jeder tröstliche Gedanke.
Erinnern wir uns an die erste Patientin, so war es auch da vor allem die Ungewissheit, was nach dem Tod kommt, was ihr so Angst machte, und Auslöser für die Pathologie war der Tod des Vaters, über den sie nicht trauern konnte. Ein ähnliches Muster also.

Rubriken:
- Gemüt - Furcht vor dem Tod.
- Gemüt - untröstlich. (= mir fehlt jeder tröstliche Gedanke)

Zusammen mit den Beschwerden während und nach der Schwangerschaft führte es mich zu folgender Repertorisation:

1. Gemüt - Weinen - grundlos - ohne zu wissen warum
2. Gemüt - Kummer - still
3. Gemüt - Weinen - kann nicht weinen, obwohl traurig
4. Träume - Fallen, zu stürzen; zu
5. Träume - Fallen, zu stürzen; zu - Höhe herab, von einer
6. Allgemeines - Schmerz - wellenförmig, undulierend
7. Gemüt - Beschäftigung - amel.
8. Allgemeines - Heben, Überheben.....
9. Gemüt - Furcht - Tod; vor dem
10. Gemüt - Furcht - Krankheit - unheilbar zu sein
11. Gemüt - Untröstlich
12. Gesicht - Schmerz - Schwangerschaft, in der
13. Zähne - Schmerz - Schwangerschaft, in der

Sym Nr.	sep.	ign.	chin.	nux-v.	puls.	Acon.	alum.	aur.	nat-m.
1.	1	-	-	-	-	-	-	-	-
2.	1	3	-	-	2	-	-	2	3
3.	2	3	-	2	-	-	-	-	4
4.	1	1	1	1	2	1	1	1	-
5.	1	-	1	-	-	1	1	1	-
6.	1	-	1	-	-	1	-	-	-
7.	3	2	1	2	1	-	1	1	-
8.	1	2	1	1	1	2	1	-	1
9.	1	1	1	3	2	4	1	1	2
10.	1	1	-	1	1	1	1	1	1
11.	1	-	2	2	2	2	-	-	2
12.	2	2	-	-	-	-	-	-	-
13.	3	-	1	1	2	2	1	-	-

Ich verabreichte Sepia 200 c, einmalig. Nach 6 Wochen berichtet die Patientin:

Die Nase war kurzfristig frei, so frei wie noch nie. Ich hatte noch einmal eine Nebenhöhlengeschichte. Die ging aber von alleine schnell vorbei.
Der Rücken ist besser. Ich merke ihn nur noch, wenn ich lange Flöte spiele. Es kommt wohl vom Flötespielen, von der Schonhaltung.
Ich habe viel mehr geträumt als sonst, wusste aber nicht so viel davon. Einen Alptraum erinnere ich. Es war furchtbar. Ich war in einem dunklen Industriegebiet. Überall um mich herum Metallplatten, alleine mit meinem Sohn. Es wurde dunkel und ich merkte, ich muss mit meinem Sohn weg. Eine Gestalt kam um die Ecke. Dann eine von der anderen Seite. Sie sah furchtbar aus und hatte etwas hinter dem Rücken. Ich dachte zuerst, es sei ein Messer, es war aber ein Stuhl. Ich fühlte mich bedroht und dachte zuerst, es ist ein Mann, aber die Gestalt hatte einen Busen und ich bin erwacht.

Gefühl: *Diese Atmosphäre, verlassen im Industriegebiet. Ich fand es trostlos. Was soll ich da? ? - Es wurde erst schlimm durch die Gestalt. Da hatte ich Angst.*

? - Das Gefühl an den Zähnen ist so gut wie weg und ich merke am Rücken noch die Stelle, wo es ist, aber es sind keine Rückenschmerzen mehr dort. Keine Armschwäche mehr, ganz weg.
Wie war es mit diesen depressiven Momenten ?
Depressionsgefühle habe ich nicht mehr gehabt, auch keine Gedanken mehr, wie es weitergehen soll.
Vieles entspricht jetzt meiner inneren Einstellung. Ich habe oft reagiert und wusste nicht, warum. Ich habe, glaube ich, mehr nachts abgearbeitet in den Träumen. Wir waren in Urlaub, der war gut, ganz und gar. Sonst hatte ich immer Einbrüche im Urlaub.
? - Die Träume habe ich nicht als negativ empfunden.
? - Geruch und Geschmack ist schlecht, wie gehabt.
Wie ist das mit der Belastbarkeit bis zum geht-nicht-mehr ?
Ich versuchte es ja vorher schon abzubauen, und es ging nicht. Jetzt konnte ich Dinge absagen. Ich habe mir nicht mehr soviel aufgehalst. Ich

hatte noch eine Kinderbetreuung, da musste ich einem Kind schreiben beibringen. Ich fühlte mich ihm verpflichtet, aber es war nur Stress. Ich musste extra in die Stadt fahren. Was machte ich mit meinen eigenen Kindern dann? Das sagte ich ab.

Kummer? Ich kann mich an keinen Tag erinnern, wo ich durchgehangen habe. Ich habe auch mehr Geduld mit den Kindern. Ich fühle mich mal ausgelaugt, aber nicht unangenehm. Ich bin nicht mehr so mies drauf. Ich bin schon belastet, aber es macht mir nichts. Ich hätte gerne ein bisschen mehr Zeit für mich, glaube ich.

Tod?
Ich habe mehr Gedanken darüber gehabt. Ich stoße dann an eine Schicht, da komme ich nicht mit klar und muss es vermeiden. Manchmal erwache ich nachts in Panik, oder kurz nach dem Einschlafen, oder beim Einschlafen in dem Bewusstsein, der Tod steht am Ende und Nichts, nur Leere. Das Gefühl zeitlicher Begrenzung. Todessehnsucht war kein Thema mehr. Ich muss nicht mehr Angst haben vor mir da, zumindest im Moment.

Ich finde, es hat sich etwas getan. Vor allem hat sich etwas automatisch getan und ich muss nicht mehr daran arbeiten, wie in den Therapien vorher. Ich habe jetzt auch diese Prüfung verschoben, das heißt, wieder an ihren ursprünglichen Zeitpunkt. Und so geht es mit Musik und Familie sehr gut. Ich habe jetzt den Kopf frei für die Konzerte. Nur die weiten Fahrten, die strengen mich an. Die Kinder sind in dieser Zeit gut unter. Ich hatte mich vorher einfach verzettelt.

Verschreibung: Sepia 1M

Nach 6 weiteren Wochen:
Seit 2 Wochen spüre ich ein leicht dumpfes Gefühl über den Nebenhöhlen, rechte Seite. Zwischendrin hatte ich ein Tief, der Rücken war kurz schlimmer, jetzt ist er dafür ganz okay. Ich hatte auch ein seelisches Tief ein paar Tage. Ich sah keinen Ausweg mehr. Ich komme mir dann

eingesperrt vor wie in einem Kasten, ein diffuses Gefühl. Ich kann es nicht beschreiben. Es ist kein Kasten, es sind mehr Mauern, die zu hoch sind.
Ich habe diesmal meinen Mann herausgefordert, eine Entscheidung zu treffen, ob ich arbeite oder ob ich Erziehungsurlaub nehme. Ich finde, das geht alle an. Danach ging es mir besser. Sonst hätte ich es allein geklärt. Diesmal habe ich verlangt, dass ich aufgefangen werde und er die Verantwortung mit übernimmt.
Gefühl zum Kasten ?
Es ist eine Umgrenzung, ich war auch lange im Brutkasten, vielleicht daher.

Ist das Gefühl selbst irgend woher bekannt ?
Als ich so 8, 9 Jahre alt war, war ich allein im Bett und fühlte mich sehr verlassen. Ich habe auch die Tendenz zur Weite und zur Landschaft, zur grenzenlosen Landschaft.

Beim Einschlafen spüre ich manchmal so was wie eine Panik. Es wird mir kurz bewusst, dass alles irgendwann zu Ende ist. Ich glaube, das hängt mit den Kindern zusammen.
Inwiefern hängt das mit den Kindern zusammen ?
Es ist schlechter seit der Entbindung, deshalb meine ich das.

Verschreibung: keine Gabe, 10 M Sepia mitgegeben für akute Umstände oder Rückfälle.

Hier erfahren wir von dieser Patientin etwas mehr, was es mit der Angst vor dem Tod auf sich hat. Sie kann es zwar nicht genau sagen, aber zum einen ist es ein Gefühl, dass nach dem Tod so eine Leere kommt und zum anderen hat es zu tun mit den Entbindungen, danach war es schlimmer. Danach waren auch die körperlichen Beschwerden schlimmer, z.B. der kraftlose Arm. Erinnern wir uns an die erste Patientin, so gab diese an, dass ihre schlimmste Situation im Leben die Entbindung war, sie habe Todesangst gehabt.
In der Arzneimittelprüfung finden wir darüber nicht viel, aber im Biologiebuch:

Manfred Zahm beschreibt in einer Publikation zu wissenschaftlichen Filmen über Sepia officinalis folgendes:

"....die Eientwicklung dauert von der Ablage bis zum Schlüpfen 33 Tage, vom Schlupf bis zur Geschlechtsreife und ersten Eiablage neun Monate und bis zur letzten Eiablage ca. 15 Monate. Wenige Tage nach der Eiablage sterben die Weibchen, während die Männchen 15-18 Monate alt werden können......Der Altersabbau geht schnell, innerhalb weniger Tage. Die Arme werden verkrümmt gehalten, Hautstellen auf der Oberseite werden bläulich opak, Teile der Flossen endulieren nicht mehr richtig, der Kopf hängt etwas, schließlich hängen die Tentakeln lang herab und bald tritt der Tod ein."

Dieses Verhalten ist spezifisch für alle Sepiaarten.

Die Sepienweibchen leben also eine "Jugend" von 9 Monaten und dann legen sie Eier und sterben. Sie lassen die Arme hängen und bald tritt der Tod ein. Man sieht wie tief das Muster der Sepia in der Patientin steckte, sie ließ den Arm hängen seit der Entbindung. Sie musste ihn morgens mit dem anderen Arm aufheben (vergl. die treffende Rubrik: Extremitäten - Schwäche - Arme - morgens – Erwachen – Sepia ist eine von drei Arzneien.), und die Gedanken an den Tod sind vermehrt in Zusammenhang mit den Geburten. Als sie über ihre Gefühle spricht, schwanger zu sein während die Oma starb, sagt sie sicher auch für das Sepiaweibchen treffend: *Für mich war es ein Zwiespalt zwischen Tod und neuem Leben.*

Auch die Todesangst bei der Entbindung, die die erste Patientin angibt, ist insofern nicht verwunderlich.

Verlauf nach weiteren 8 Wochen:
Körperlich richtig gut, ein Zahn wurde repariert, seit dem richtig gut, er tat nach der Arznei weh und ich ging zum Zahnarzt.
Keine Rückenschmerzen mehr. Nicht mehr schlapp nachmittags, obwohl ich wenig schlafe.
Seelisch schwankt es, ich habe mal 2 Tage als Vertretung gearbeitet, da ging es richtig gut. Arbeiten fehlt mir, nur zu Hause sein....

Will keine Honorargeschichten mehr machen, aber eine feste Stelle ist nicht so leicht zu kriegen. Ich habe schon Zuhause Zeit, aber Kleinigkeiten verhindern, dass ich etwas an meiner Musik mache.
Wie war es mit Depressionen?
Keine Depressionen mehr und nichts Unbestimmbares mehr, es war wenn, dann konkret und ich wusste woran es liegt. Es geht auch nicht mehr bis ins Körperliche hinein, wenn was ist.

Wir vereinbaren, dass sie sich nur bei Bedarf meldet, ich gebe ihr eine Reserve der Arznei mit.

Nach weiteren 8 Monaten hat sie eine Eierstocksentzündung, die XM Sepia scheint erst zu greifen, aber letztlich hilft nur eine LM 8 Sepia durchgreifend. (Wenn C-Potenzen von einer guten passenden Arznei akut nicht richtig greifen, gebe ich gerne eine mittlere LM-Potenz.)
Sie kommt ein weiteres Mal, als sie unerwarteter Weise eine volle Stelle angeboten bekommt und nicht genau weiß, ob sie sie annehmen soll.
Körperlich keine nennenswerten Beschwerden mehr.
Insgesamt geht es körperlich wie seelisch sehr viel besser, sie hat eigentlich nur noch normale Lebensprobleme.

Interessant vor dem biologischen Hintergrund sind ihre Hauptaffinitäten: sie isst am liebsten Fisch und Meerestiere wie Krabben und fühlt sich wohl am Meer.

Der Sepia geht es da nicht anders. *Zahm* fasst es in seiner Untersuchung so zusammen:

"Sepia officinalis hat zwei deutlich verschiedene Fangtechniken, die sie auf zwei Beutekategorien anwendet: Wehrhafte Tiere, wie gepanzerte Krebse, werden im Ansprung mit den acht kurzen Armen gepackt, schnellflüchtige Tiere, wie Garnelen und Fische, werden nach kurzem Zielen von den plötzlich vorschnellenden, langen Fangtentakeln (4. Armpaar) ergriffen. Abweichungen von dieser Regel kommen unter bestimmten Umständen vor. Vor dem Angriff wird die Beute mit Augen, Kopf und Körperwendungen fixiert, gelegentlich auch beschlichen. Mit

47

dem Fixieren und Zielen gehen Erscheinungen wie totaler oder partieller Farbwechsel, Farbgewölk und Anheben der 1. Arme einher. Zum Verzehr gräbt sich Sepia mit größeren Krebsen ein und dreht sie nach dem Betäuben [mit speziellem Schleim] in die Normallage, wenn sie in der Rückenlage waren. Nach Angriffen auf Beutetiere kehren die Sepien auf ihre Ausgangsplätze zurück. Während und nach der Mahlzeit werden Mantelraum und Arme mit Wasserstrahlen aus dem Trichter von Schleim und Nahrungsresten gesäubert."

Wen wundert es bei dieser Fangtechnik, dass die Patientin als Lieblingstier die Raubkatzen nennt. Sepia wird auch hin und wieder Meerkatze genannt.

Für alle Raubtiere üblich sind ein Symptomenkomplex der Bedrohung, wie beispielsweise bei den Schlangen und so auch bei der Sepia: Träume von Mord, Verfolgung,...

Es ist gerade so, als ginge die Situation des Angriffes in das Arzneimittelbild auch aus der Sicht des Opfers über.

Fallgeschichte 3

Dieser Fall ist so ungewöhnlich klar, dass ich keine Analyse anschließe, da ich selbst keine gemacht habe. Ich kommentiere im Text.

Die Patientin wirkt sehr fröhlich und ist ca. 50 Jahre alt.
Ich habe oft Herzrasen und Kopfschmerzen, und mein Allgemeinbefinden, es ist mir selten gut.
Welcher Art ist das Herzrasen ?
Es ist ganz unterschiedlich, wenn ich in Ruhe komme. Es pocht kräftig. Ich habe dabei ein Angstgefühl und bekomme schlecht Luft.
Es war schon mal vor 3 Jahren, mein Patenkind wurde damals ermordet. Wenn was passiert, dann merke ich das verstärkt. Jetzt am 1. September lag mein Enkelkind tot im Bett.
Da habe ich es verstärkt wieder bemerkt.
Wie ist das passiert mit dem Patenkind ?
Sie war 17 Jahre alt, ein Schulfreund missbrauchte sie und ermordete sie kurz vor Ostern.
Jetzt durch den Tod des Enkelkindes geht es mir schlechter.
Wie fühlten Sie sich genau ?
Schrecklich: ich dachte, ich bin stark, half auch der Schwester, ich dachte, ich schaffe das alles. Normalerweise denke ich positiv.
Ich hatte auch Hassgefühle auf den Kameraden.
Das hat sich aber gelegt.
(Man merkt deutlich, dass sie christlich eingestellt ist und es ihr zuschaffen machte, dass sie Hassgefühle hatte.)
Ich schlafe auch schlecht.
Kopfschmerzen ?
Sie ziehen vom Nacken hoch bis an den Kopf. Es fängt im Nacken an. Aspirin bessert, es ist dann auszuhalten, dauert einen Tag.
Mir ist oft richtig schlecht. Übel richtig, es kommt plötzlich, unregelmäßig eigentlich. Ich mache nichts dagegen, ich denke, das geht wieder weg.
Entzündungen im Mund öfters. Es ist rot, dann Flecke, dann etwas Weißes drüber und Löcher, Ulzera.
Zahncreme hilft ein wenig, das schmiere ich drauf. Brennen.
(Sie hat unruhige Hände.)

Woher kommt die Übelkeit ?
Ich nehme an, dass es von der Psyche kommt, obwohl ich positiv denke.
Ich weiß nicht woher es kommt, ich merke das vorher nicht, es kommt
plötzlich.
Erinnert sie dieses Gefühl an etwas, was sie kennen ?

Es ist bekannt, bei körperlichen Beschwerden nach der Art des
Schmerzes, den Umständen seines Erscheinens und nach der Erstreckung
zu fragen, um ein vollständiges Symptom zu erhalten. Um ein komplettes
seelisches Symptom zu erhalten, ist das auch eine gute Methode. Analog:
wie fühlt es sich an, wodurch wird es besser oder schlimmer und woher ist
das Symptom bekannt (=Erstreckung umgekehrt).

Als Kind wurde ich oft ohnmächtig in der Kirche, das Gefühl ist fast
gleich. Meist vom langen Knien wurde ich da ohnmächtig.
Wurden Sie oft ohnmächtig in der Pubertät. ?
Nein, nur in der Kirche beim Hinknien.
Im Nachhinein denke ich, das kam aus Angst, dass ich umkippen könnte,
ich ging schon mit Angstgefühl dort hinein.
Ich musste in die Kirche gehen, aber ungern aus Angst. Ich bin immer
umgekippt.

Ich hätte nicht gedacht, dass ich dieses Symptom einmal wirklich antreffe.
Nur Sepia, und das gleich dreiwertig, ist in dieser Rubrik verzeichnet:
Allg. - Ohnmacht - Kirche - beim Knien. Da sie das bereits bekannte
Symptom, "Herzbeschwerden nach Tod eines geliebten Menschen"
beschrieb und auch schon das Schlüsselwort: "im Nachhinein" gefallen
war, schien mir das Sepiamuster sehr klar. Auch die Art wie sie die
Übelkeit beschreibt, ist stimmig.

Allgemeine Befragung:
? - Ich habe gerne heißen Sommer wie Winter.
? - Auto fahre ich leidenschaftlich gerne, selbst.
Verlangen ? - *Mal gerne Süß. Ich esse nicht gerne Fisch, der Geschmack*
sagt mir nicht zu.

? - Ich mag gerne das Meer, gerade die Nordsee. Ich schwimme auch gerne im Meer, man schwimmt schöner, wo es tiefer ist.
? - Keine Meeresfrüchte, die mag ich nicht.
? - Ich trinke sehr wenig. Höchstens ein Liter am Tag.
Autofahren *? Ja, dann geht es mir gut. Ich kann auch über andere Autofahrer schimpfen.*

Ängste ?
Meine größte Angst ist, dass was passiert, dass sowas schlimmes noch mal passiert, wie meinen Kindern oder meinem Patenkind.
Wenn ich im Dunkeln alleine heimgehe, dann schaue ich in jede Ecke, aber ich habe nicht direkt Angst. Wahrscheinlich ist es eine Unsicherheit. Ich fahre mit dem Auto deshalb, dann kommt das nicht vor. Ich halte auch an, wenn da jemand steht. Das habe ich mal gemacht, da hatte ich keine Angst, aber Zuhause alleine im Bett, im Nachhinein hatte ich Angst, vor meiner Courage, dass ich anhielt. Ich reagiere meist im Nachhinein, ich helfe zum Beispiel, danach wird mir schlecht.
Auch wenn was Schreckliches passiert, dann kann ich nicht weinen, auch bei dem Kind nicht.

Sie äußert hier tatsächlich spontan, in welcher Weise sie reagiert: zuerst meint sie, sie ist stark, wie auch nach dem Tod des Patenkindes oder fühlt keine Angst oder hilft, überschätzt aber anscheinend ihre Kräfte und merkt im Nachhinein die Angst, die Schwäche, die Trauer,...So erfahren wir ein bisschen mehr noch über dieses Sepiamuster.

Wieso können Sie dann nicht weinen ?
Ich weiß nicht, warum ich nicht weinen kann dann, es ist zu (Obere Brust), ich habe da ein beklemmendes Gefühl.
[Gemüt - Weinen - kann nicht, obwohl traurig]

Ärger *? Ich mache es eher, mit mir aus, ich verschaffe es mit mir, es bleibt drin, ich habe es aber auch schnell vergessen.*

Dass Ärger eher drinnen bleibt, ist für ihre Generation sehr üblich, der Nachsatz ist interessanter: sie vergisst einfach schnell. Die typische Sepia-Reaktionsweise.

Kummer: *Ich spreche gar nicht drüber, dann muss ich schon gefragt werden. Ich höre zu bei Zuspruch, aber selbst rede ich wenig. Ich kann es nicht, kann es einfach nicht ....*

"Nicht reden können" ist sehr typisch für Sepia, viele Rubriken, z. B.: Gemüt - Furcht - sprechen, zu; Gemüt - Sprechen - agg. die Beschwerden.

Schlimmes im Leben ?
Mein Mann verlor die Arbeit wegen Alkohol. Er hat auch Geld geholt (=gestohlen im Saarland).
Was war daran schlimm ?
Das Stehlen ist das Schlimme, er ist jetzt trocken mittlerweile.
Das Wegnehmen, das ist schlimm. Das bedrückt mich. Es bedrückt mich, dass er das gemacht hat, es wissen wahrscheinlich wenige, das ist mir auch egal.

Kindheit ? *Ich hatte eigentlich eine gute Kindheit. Mit 13 habe ich meinen Vater verloren, der hatte Silikose, er ist erstickt im Bett. Ich hing sehr an ihm, mehr als an meiner Mutter.*
Wie war das für Sie damals ?
Ich habe viel verdrängt. Ich glaube, das war auch die Zeit mit der Ohnmacht in der Kirche.
Ich habe dann abends im Bett mit ihm geredet auch über meinen Kummer, ich dachte, er hört mich doch.

Wieder sieht man das Muster: nicht wahrnehmen oder sie sagt es direkt: verdrängt und bringt es mit der Ohnmacht in der Kirche zusammen.

Wie war das Verhältnis zu ihrer Mutter?
Das Verhältnis ist gut und heute noch besser.
Sie lebt alleine, ich kümmere mich um sie, sie ist noch rüstig.

Früheste Kindheitserinnerungen ?
Ich bin immer gerne eine hohe Treppe runtergesprungen. Es war sehr hoch, meine Mutter schimpfte immer, es machte aber Spaß.
Was machen sie gerne, was lesen sie gerne, Lieblingsbücher ..?
Ich gehe gerne turnen, beschäftige mich gerne mit dem Enkelkind.
Ich habe gerne Karl Mai gelesen, der Kampf um das Gute gefällt mir gut, schon als Kind habe ich mir die Bücher ausgeliehen von meinen Brüdern.

Wirklich gut sein wollen, ist ein auffallend betonter Zug bei ihr.
Ich frage nochmals nach der Enkelin:

Meine Enkelin wohnte bei uns Zuhause, sie war einfach tot. 2 Stunden vorher hatte ich sie noch auf dem Arm, wir versuchten sie wieder zu beleben, ich wollte nicht glauben, dass sie tot ist.
Ich sagte, das kann nicht sein.
Das kann man nicht verstehen. Das schlimmste war, meine Tochter und ihr Mann, die sind so jung und müssen so was Schreckliches erleben, ein großes Unverständnis, ich kann das immer noch nicht so verstehen.

Auch hier die Tendenz, es nicht glauben zu können, das kann nicht sein und folglich trauert sie nicht, weint nicht und spricht mit den Toten. Das ist natürlich eine menschliche Reaktion, aber bei Sepia das Hauptrezept, Wirklichkeit zu verarbeiten.

Es wäre schwierig hier eine andere Arznei als Sepia zu verschreiben. Ich gab ihr eine Dosis Sepia 1M.

Nach 6 Wochen berichtet sie:
Ich hatte nur noch einmal starkes Kopfweh, nicht anhaltend, nicht so lange wie sonst, ich habe nichts nehmen müssen, es dauerte ein paar Stunden. Das war vor 14 Tagen.
Gelegentlich habe ich noch Herzrasen. Es rast nur kurz, dann ist es weg.
Ich bin erstaunt, ich habe das nicht erwartet.
Wieviel Prozent sind es noch ?
Es sind vielleicht noch 30 %.
Dabei habe ich eigentlich kein Angstgefühl mehr.

Die Löcher im Mund haben sich auch verändert. Es waren nur mal Anzeichen einer Entzündung im Mund, dann ist es wieder verschwunden.
Die Übelkeit ist weg, ganz und gar.
Wie geht es seelisch ?
Seelisch habe ich sowieso eine positive Einstellung und lasse alles auf mich zu kommen.
Ich denke nicht mehr im Voraus, es passiert was, aber wenn ich angerufen werde auf der Arbeit, da bin ich noch skeptisch, das war ja immer so, ich wurde immer angerufen, wenn so was Schlimmes passiert ist.
Mein Sohn besuchte mich kurz, da habe ich gleich gedacht, oh je, wird nichts passiert sein.
? - Das Weinen für mein Enkelkind, das sitzt irgendwie fest, (sie greift sich an die Brust, Brustbein) *ich kann nicht weinen.*

Ich sehe immer erst mal, dass es den anderen gut geht, und ich denke, bei mir wird das dann schon wieder besser, aber wenn es sich so ballt, dann geht es nicht mehr.
Meine Kollegin meint, ich sollte egoistischer sein.
Ich dachte einfach, so komme ich da nicht raus, deshalb wundert mich das so, dass es mir wieder so gut geht.
Im Grunde weiß ich, was mit mir passiert ist, aber ich komme da nicht selbst wieder raus.
Was mir noch auffällt, ich hatte immer Halsvereiterung im November, bei dem Wetter, immer, das ist dieses Jahr weggeblieben.
Ich wunderte mich schon. Halsentzündung und Vereiterung waren das.
Wie war das genau ?
Das war eine Seitenstrangangina meistens. Ich konnte nicht dran fahren. Es tat so weh darunter (Halsseite).
Hatten sie eine Verschlimmerung nach der Arzneieinnahme ?
Ich habe keine Verschlimmerung gehabt durch die Arznei, es ging einfach besser.
Wie lange hat es gedauert, bis es besser ging ?
Ich weiß nicht so genau, es ging besser. Wenn es einem besser geht, da macht man sich keine Gedanken.

Die Reaktion ist insgesamt sehr gut, man kann nicht erwarten dass sie ein Muster, das bereits seit Jahrzehnten besteht, in wenigen Wochen ändert, und körperlich sieht es recht gut aus.

Ich frage sie am Schluss recht genau auf die Reaktion gegenüber der Arznei aus, damit versuche ich herauszufinden, ob ich die Arznei wiederholen kann oder nicht. Diese Diskussion, wann und in welcher Potenz eine Arznei wiederholt werden soll, ist eine der unbefriedigendsten in der Homöopathie, da es viele Meinungen und wenige Untersuchungen zu diesem Thema gibt. Man kann auch nicht einfach die Meinung der Klassiker übernehmen, da diese eine andere Idee von Simillimum hatten. Hahnemann geht in den Chronischen Krankheiten noch davon aus, dass man eine antipsorische Arznei am besten nie wiederholt.

Manche Homöopathen schlagen vor, eine Arznei nur bei vollständigem Rückfall zu wiederholen und so lange zu warten, auf der anderen Seite werden glaubhafte Fälle berichtet in denen täglich C-Potenzen über längeren Zeitraum wiederholt wurden ohne Folgen !

Meine Erfahrung zeigt, wiederholt man zu selten, quält man den Patienten unnötig, bzw. er bleibt einfach weg und ungeheilt. Wiederholt man zu oft, kann es zu Prüfungssymptomen kommen.

Ich habe bisher folgende Regel zwischen diesen Extremen gefunden: Man kann eine Arznei im Sicherheitsabstand von 5 Wochen beliebig ohne Nebenwirkungen wiederholen, <u>wenn</u> ein Patient nach der vorherigen Gabe auf allen Ebenen gut reagiert und KEINE Verschlimmerung als Reaktion hatte. (Dann handelt es sich wahrscheinlich auch um ein Simillimum.) Wiederholt man dann die Arznei, dann geht es dem Patienten einfach nur noch besser, er wird schneller gesund und hat keine Rückfälle.

In unserem Fall fragte ich die Patientin und sie antwortete ganz in Sepiamanier, sie habe keine Verschlimmerung gehabt. Ich glaubte das, obwohl sie 20 Minuten vorher von der verschlimmerten Zervikalmigräne sprach.

Ich gab Sepia XM

Nach weiteren 4 Wochen
Es ist nicht besser. Ich habe öfters Kopfweh, vom Nacken hoch.
Ab und zu rast das Herz noch, aber selten.
Im Allgemeinen fühle ich mich nicht so wohl, ich bin lustlos, das bin ich nicht gewohnt und oft müde. Ich möchte mich hinlegen und an Nichts denken, abschalten. Alles ist schlechter, seit ich hier war, das letzte Mal. Ich weiß nicht, woher das kommt.
Ich will nichts sehen und hören dann, stürze mich in die Arbeit, das hilft. Ich hatte nur noch einmal eine Mundentzündung.

Vielleicht liegt es einfach an der Zeit, der Weihnachtszeit. Sie war für mich immer schön, jetzt ist sie wie jeder normale Tag. Ich hatte viel Stress bei der Arbeit, das hat mir gut getan.
Silvester habe ich sogar verschlafen, undenkbar vorher.
Seit wann ist die Schwellung unter den Augen ?
Die Schwellung unter den Augen ist erst in letzter Zeit.
Ich schlafe besser, werde nicht mehr wach und schlafe gut.

Es stört mich an mir, dass ich so lustlos bin. Ich mache alles, weil es getan werden muss.
Auch bei Trauer bin ich gleichgültiger und bei Freude, ich kann mich selbst nicht in Schwung bringen. Ich muss doch mehr positiv sein, aber im Grunde ist mir alles ziemlich egal.
? - Nein, ich kenne diese Stimmung nicht, gar nicht.

Ich bin im Moment eigentlich gar nicht so ehrlich zu mir selbst, gebe mich lustig, so ist mir aber gar nicht. Andere bekommen es nicht mit.

Denken Sie noch darüber nach, ob was Schlimmes passieren könnte ?
Die Angst, es passiert was, darüber denke ich nicht nach.
Gesamtgefühl?
Ich komme mir vor, als säße ich in einem Loch und könnte raus, wollte aber nicht.

Es ist hier sehr deutlich, dass sie eine Arzneimittelprüfung durchmacht, wobei ihre eigentlichen Symptome, weshalb sie kam, das Herzrasen, die

Übelkeit und die Aphthen nicht verstärkt wiedergekommen sind. Meiner Erfahrung nach wären alle Symptome sofort wieder verschwunden, wenn man Sepia in anderer Potenz 5 Tage später wiederholt hätte. Solange muss man allerdings warten, sonst kommt es zu sonderbaren Indifferenzen. Ich gab ihr nochmals Sepia 1 M, da es so gut gewirkt hatte. Nichts tun und warten bringt in solch einem Fall gar nichts, außer dass es unnötig lange dauert, bis es der Patientin wieder einigermaßen gut geht.

Nach weiteren 6 Wochen berichtet sie:
Es ist wie beim ersten Mal, da ging es mir viel besser, auch direkt, eigentlich sofort.
Seltenst Herzrasen, aber ich fühle mich wieder normal.
? - Kopfschmerzen auch mal, aber nicht schlimm.
Alles ist wieder normal wie früher, ich fühle mich viel wohler.
Der Magen ist ganz in Ordnung.
Mal habe ich ein Löchlein im Mund, sonst hatte ich ganz viele, das geht schneller weg und ist nicht schlimm. Es war eins einen Tag lang.
Ich wusste, ich war in einer falschen Stimmung und konnte nicht raus.
Ich träume jetzt, und weiß, was ich geträumt habe, ich träume von dem Kleinen, dass er tot da liegt, ich erlebe es noch mal, dann ist es weg. Ich werde wach und weiß, ich habe davon geträumt, dann schlafe ich wieder ein.
Es ist kein schlimmer Traum, ich erlebe es nicht, ich sehe es einfach noch einmal.
?- Wenn ich träume, dann von dem Kleinen, wie er tot daliegt.
Natürlich denke ich auch tags dran, er fehlt mir.
(Sie bekommt deutlich feuchte Augen, keine Tränen.)
Ich kann nicht drüber weinen. Wenn mir wirklich was ganz nahe geht, dann kann ich nicht weinen. Bei Filmen weine ich direkt.
Wenn ich dann weine, dann denke ich, wie blöd, jetzt weinst du, sonst, wenn es mich betrifft geht es nicht.
Wie so ist das so bei Ihnen ?
Vielleicht will ich mich verstecken, will nicht zeigen, wie nahe es mir geht.
Unbewusst vielleicht.

Kopfschmerzen ? *Alle 4 Wochen tut es einen halben Tag im Genick weh, dann geht's hoch auf den Kopf.*
Keine Gabe.

Nach einem Monat berichtet sie immer noch von Kopfschmerzen, die selten mal kommen, ich gebe ihr dann eine Sepia 30c, darauf hin hat sie eine starke Verschlimmerung der Kopfschmerzen und danach keine mehr. Nach 3 Monaten ruft sie nochmals an, sie habe wieder leicht Übelkeit, eine Sepia XM bessert sofort. Weitere 8 Monate später geht es ihr immer noch rundum gut und sie gibt gerne ihr Einverständnis, ihre Geschichte hier anonym zu veröffentlichen.

Es ist interessant, was die Patientin auf die Frage antwortet, warum sie so schlecht weinen kann, wenn es wirklich sie betrifft. Sie weiß es nicht genau, gibt aber den Hinweis, dass sie vielleicht verstecken will, dass ihr etwas so nahe geht. Das passt gut zu ihrer Aussage ein paar Monate vorher, dass sie zuerst denkt, sie sei stark und könne anderen helfen und möchte auch Stärke vermitteln. So kommt man auf einem kleinen Umweg zu einem altbekannten Sepiamuster: Stärke und Unnahbarkeit vermitteln, dabei nicht zeigen können, was einem tief berührt, und schlimme Erfahrungen einfach ausblenden. Die Sepia ist zwar einerseits Raubtier, aber andererseits genauso wie die Auster auch ein Weichtier und daher allzu leicht berührt durch Schreckliches. (In der Rubrik: Gemüt-Schreckliche Dinge und traurige Geschichten ergreifen sie tief, ist neben dem vierwertigen Calcarea auch das Weichtier Sepia zweiwertig zu finden.) Dieses duale Prinzip findet sich nicht nur bei der kämpferischen Geschäftsfrau, die letztendlich doch weich ist, es ist ebenso häufig ein männliches Gebärden.

Das Verstecken und Tarnen spielen eine große Rolle in der Biologie des Tieres selbst. Dazu aus der Untersuchung von Zahm:

"....Bei der Flucht werden Tintenwolken ausgestoßen. Außerdem verfügt Sepia über eine Reihe anderer Tarnungsmöglichkeiten, von denen die Farbanpassung an den Untergrund und das Eingraben in den Boden die wichtigsten sind. Von den übrigen sind noch drei somatolytisch wirkende Tarnmanöver zu sehen: Die Gegenschattierung, das Farbflimmern und das Ausstülpen von Hautzipfeln."

Sich vergraben, sich verstecken und sich verstellen, die Farbe wechseln sind übliche Verhaltensweisen des Tieres und finden auch in der unfreiwilligen Prüfung der letzten Patientin ihren Ausdruck: *Ich bin gar nicht so ehrlich zu mir selbst, ich gebe mich lustig, so ist mir aber gar nicht.*

In Hahnemanns Prüfung finden wir: Unwillkürliches Lachen und Weinen, abwechselnd, ohne entsprechende Gemütsstimmung.

Vor allem der Nachsatz zeigt an, dass es sich bei diesen Stimmungen um eine Art Farbflimmern handelt. Die Äußerung hat nicht immer mit einem inneren Gefühl zu tun, sondern ist Teil des Tarnapparates.

Über das viel spekulierte Symptom, Ohnmacht beim Knien in der Kirche, kann uns die Patientin leider wenig Erhellendes erzählen. Es scheint jedenfalls nichts mit der Ohnmacht der Frauen in der Institution Kirche zu tun zu haben, sondern wohl mit dem Tod des Vaters der Patientin, wie sie andeutet.

Ich persönlich habe den Eindruck, dass es um den Verlust des Glaubens beim Anblick des Todes geht. Aber da bewege auch ich mich im Reich der Spekulation, und es ist fraglich, ob ich eine zweite Chance bekommen werde, es zu verstehen.

Fallgeschichte 4

Schuljunge.

Die Mutter erzählt:
Seitdem mein Mann weg ist, ..also das macht ihm einfach zu schaffen und ich kann nichts dran machen.
Er ist völlig verzweifelt, wenn ich nicht pünktlich erscheine, um ihn abzuholen. Er klammert sich ganz extrem an meinen Mann, wenn er am Wochenende kommt.
Er braucht ständig Selbstbestätigung, wie "gell das habe ich gut gemacht" und traut sich nicht mehr zum Bäcker, das konnte er alles.
Vor 2 Wochen hatte er Mittelohrentzündung und dicke Mandeln, hohes Fieber, als mein Mann kam, war es okay. Das Ohr war rot und heiß, knatschrot.
Er hat immer dicke Mandeln.
Er war richtig krank, lag fest im Bett und war fix und alle.

Was war das schlimmste für ihn, als er krank war ?
Er wollte seinen Papa anrufen und der hat kein Telephon, das war das Schlimmste, er weinte.
Patient: *Ich lag viel auf dem Sofa.*
Hat er was, erzählt er es dem Papa.
Ich frage ihn, wie das genau war ?
Als der Papa anrief, da bin ich munter geworden.
Hattest du Träume, als du krank warst ?
Patient: *Einmal hatte ich nur Alpträume. Ich weiß nicht welche.*
Was spielst du gerne ?
Wir spielen, die Buben fangen die Mädchen und umgekehrt.
Er hat viele Sommersprossen.
Was machst du am liebsten?
Ich spiele Fußball, spiele immer mit Papa Fußball, das ist Sepp Maier und das ist der Trainer bei Bayern. (Er hat Bilder dabei)

(Zur Mutter gewandt) Was ist für ihn wirklich schlimm ?
Mutter: *Als ich ein wenig zu spät kam, er war so verzweifelt, weinte.*

Andere Beschwerden ?

Er schnarcht auch nachts. Polypen-OP brachte nichts.

Er hat nicht oft Fieber, er deckt sich immer zu bis zum Hals.

Er schläft aber sehr unruhig.

Als wir in Urlaub fuhren, da erbrach er mal, es kam wohl durch die Aufregung.

Was war denn für dich bisher schlimm ?

Ich bin gefallen (mit 4 Jahren), von einer Leiter.

Mein Turnlehrer ist mir mal auf den Knöchel getreten, das war auch schlimm.

Er ist wehleidig und erzählt Tage von einer Wunde.

Er traut sich nicht, in der Schule meldet er sich nicht, traut sich nicht, wenn er nicht sicher ist.

Er geht gerne in die Schule.

Wie ist er vor ganz neuen Sachen ?

Er ist dann nicht aufgeregt. Die ersten Jahre ließ er sich von jedem schubsen, er wehrt sich nicht seiner Haut. Er ist sehr ruhig.

Mit Erwachsenen hat er kein Problem.

Als Kind hat er sich an mich geklammert, wenn wir wo fremd waren, im Spielkreis genauso, bis er länger im Kindergarten war.

Wie war die Entwicklung ?

Er lernte mit 10 Monaten Laufen, sprach schnell und gut.

Ängste ?

Wir müssen nachts das Licht anlassen im Flur.

Bei anderen Leuten schlafen, das macht er nicht gerne. Mal bei der Oma.

Im Urlaub hatte er Heimweh nach der Oma. Wir mussten täglich bei ihr anrufen, anfangs 2 mal.

Eßgewohnheiten ?

Er isst kein Fleisch**, am liebsten Pommes mit Rostwurst und Ketchup.

Er beschwert sich oft, es sei ihm zu scharf, selbst, wenn ich sehr sparsam würze.

Als kleines Kind war er sehr dick und speckig und rund.

Als er kleiner war, hatte er auch viel Husten und die Mandeln dick.

Was für ein Kind ist er ?
Er ist sehr einsichtig, man kann ihm alles gut erklären.
Er spart gerne.
Schweiß ?
Er schwitzt nachts, am Kopf und beim Fußball spielen sind die Haare klatschnass.
Wo hat er ungewöhnlich stark reagiert oder sehr anhaltend ?
Die Patin meines Mannes starb, das war für ihn massiv, er hob alles von ihr auf, das darf man nicht wegwerfen, hob alles ganz lange auf.

Isst er Meeresfrüchte oder Fisch gerne ?
Er isst mit Leidenschaft Calamares. Als ganz kleines Kind aß er Muscheln gerne und Krabben, bis der Keuchhusten kam. Das dauerte sehr lange. Der war erst wieder gut nach einer Kur am Meer, nach der Sache war er ein ernsteres Kind.

Was hat ihn in der letzten Zeit stärker berührt, erzählt er länger von Filmen oder Büchern ?
Am Sonntag war die Sendung mit der Maus, davon erzählte er Tage, ein Kind starb an einer Krankheit. Dass dieses Kind starb, davon erzählt er immer wieder. Ich mache auch keine Nachrichten mehr an. Er kriegt zuviel mit.

Wie war das genau im Fieber, was mochte er und was nicht ?
Im Fieber musste ich den Laden schließen, weil es so hell war, er deckte sich sie Augen zu.
Was ist wichtig für ihn ?
Er braucht viel Bestätigung, er braucht ein Blümchen an den Hausaufgaben (das bedeutet, dass er die Aufgaben sehr gut gemacht hat), *sonst ist er nicht zufrieden.*
Gesellschaft, Freunde ?
Er hat gerne seine Ruhe und macht gerne was für sich.
Ich kann auch Spiele alleine spielen, die man eigentlich zu zweit spielen muss !

Musik und Tanzen ?
Bis vor einem Jahr gerne, leidenschaftlich gerne getanzt, er singt gut und gerne. Jetzt geniert er sich, wenn jemand zuschaut.

Als ich den Fall in einem Kurs vorstellte, wollte die große Mehrheit Calcarea carbonica verordnen mit gutem Grund, denke ich. Auch Capsicum ist nicht uninteressant. Für mich gab es nach der Aufnahme ein paar Ungereimtheiten und ich machte eine schlichte Repertorisation zur Orientierung.

Sehr auffällig und ein Hauptgrund, weshalb die Mutter kommt, ist seine Fixiertheit, sein klammern an den Vater, als Kleinkind klammerte er sich an die Mutter.

So benutzte ich eine Sammelrubrik aus *"klammert sich an* und *möchte gehalten werden, bzw., gehalten werden bessert."*

Ein zweiter recht ähnlicher aber auffälliger Zug ist sein Heimweh. Im Urlaub muss er die Oma anrufen und genauso fehlt ihm der Vater so sehr unter der Woche. Ich nutzte die Rubrik *Heimweh*.

Weitere Wesensarten sind seine Zurückgezogenheit und Schüchternheit, also schaute ich in die Rubrik: *Schüchternheit*.

Ferner wollte ich mich an den allgemeinen Zeichen wie Polypen, vergrößerte Mandeln und Kopfschweiß nachts orientieren. Auch die deutliche Besserung des Hustens am Meer kann man nicht außer acht lassen.

Mit einer schlichten Repertorisation verschaffte ich mir einen Überblick, welche Arzneien noch interessant sind.

1. Gemüt - Klammert sich an - Personen oder Möbel; an
2. Gemüt - Klammert sich an - hält sich nach anderen fest
3. Gemüt - Gehalten - amel.; gehalten zu werden
4. Gemüt - Gehalten - Verlangen, gehalten zu werden
5. Gemüt - Heimweh
6. Gemüt - Schüchternheit, Zaghaftigkeit
7. Kopf - Schweiß der Kopfhaut
8. Kopf - Schweiß der Kopfhaut - nachts
9. Kopf - Schweiß der Kopfhaut - Schlaf – während
10. Nase - Polyp
11. Allgemeines - Luft - Seeluft, Luft am Meer - amel.
12. Innerer Hals - Vergrößerung - Tonsillen

Nr.	sep.	lyc.	merc.	Nat-m.	nit-ac.	phos.	sil.	Sulph.	Calc-p.	calc.
1.	-	-	-	-	-	-	-	-	-	-
2.	-	-	-	-	-	1	-	-	-	-
3.	2	-	-	-	-	-	2	1	1	-
4.	2	-	-	-	-	-	-	-	-	-
5.	1	-	3	2	2	2	2	-	1	-
6.	3	3	2	2	1	3	4	3	-	3
7.	2	2	3	1	2	3	3	1	2	3
8.	1	-	2	1	1	-	2	-	-	3
9.	2	2	2	-	-	-	2	-	2	3
10.	2	1	1	-	1	2	2	2	2	3
11.	1	1	-	2	-	-	-	1	-	-
12.	2	3	2	2	2	1	2	2	2	2

Das Ergebnis ist verblüffend, denn Sepia findet sich überall und hat wenig Konkurrenz. Ich fragte mich, ob es wirklich zu seinen wesentlichen Konflikten im Leben passen kann, denn bei einer solchen allgemeinen Repertorisation können nur große Mittel, d.h. im Repertorium stark vertretene Arzneien nach vorne kommen.

Was hatte ihm wirklich bisher etwas ausgemacht in seinem Leben, bzw. wo ist seine Schwachstelle ?

Hauptpunkte sind:
* Er fiel von der Leiter
* Der Tod der Patin, man durfte Nichts wegwerfen von ihr.
* Im Moment beeindruckt ihn der Tod des kranken Kindes.

Wie sehen hier die Themen angesprochen:
Fallen, sowie *Krankheit* und *Tod*, worüber er schwer hinweg kommt.

Das sind Kernthemen von Sepia. In der Prüfung gab es den Traum von der Höhe zu fallen, die Patientin in Fall 2 fiel in ein tiefes Loch in ihrer Depression und die erste Erinnerung der Patientin aus Fall 3 war das Springen von einer hohen Leiter.
Krankheit und Tod sind sowohl in der Prüfung als auch in jedem Fall bisher als zentrales Thema aufgetreten.
Für mich war allerdings das gewichtigste Argument in diesem Fall, sein leidenschaftliches Verlangen nach Calamares, was wir nicht im Repertorium finden. Aber Calamares sind nun mal nichts anderes als Tintenfische auf dem Teller. Das Hauptessverlangen ist das unbewussteste und deutlichste Verlangen nach dem, was einem fehlt, und als Hinweis auf das Simillimum nie zu vernachlässigen. Alle anderen Angaben unterliegen in gewisser Weise der Deutung von Patient und Homöopath, aber am großen Büfett endet jede Interpretation, das reine Verlangen nach dem, was fehlt, tritt zu Tage.

Der Junge erhielt eine Dosis Sepia 200c. Ich traf ihn wieder nach 4 Wochen:

Die Mutter berichtete:
Er traut sich ein bisschen mehr, am Anfang aß er nur, das legte sich wieder.
Er weint nicht mehr so leicht beim geringsten Anlass. Mein Mann hat auch das Gefühl, dass er sich mehr zutraute, er ging zum Beispiel auf den

Bademeister zu und fragte ihn, wie das mit dem Abzeichen geht, das hat er alleine gemacht.
Das war vor 2 Wochen und das macht er sonst nicht.
? - Schweiß am Kopf ist mir nicht mehr aufgefallen. Er schläft öfters auf den Knien, und schläft auch unruhig. (Auch in dieser Rubrik ist Sepia zu finden.)
Er ist nicht mehr so brav und folgsam, er motzt wenn er das Zimmer aufräumen soll.

Es gab keine Verschlimmerung, also wiederholte ich Sepia 1 M.

Nach 2 Monaten erzählte die Mutter:
Er wehrt sich deutlich mehr, motzt mehr und lässt sich nicht mehr alles gefallen, rundherum geht's gut. Keine Probleme mehr, wenn mein Mann weggeht.
Nachts noch wenig Kopfschweiß.
Eine dicke Dornwarze am Fuß hat er bekommen, am rechten Fuß, am Fußballen.
Er schnarcht nicht mehr.

Sepia 1 M, wegen der Dornwarze.

Die Dornwarze ging weg, er hatte ein paar Infekte im nächsten Jahr, sprach jedes Mal auf die Arznei in der 30c oder 200c, die die Mutter auf Lager hat, an.
Einmal kam sie direkt von der Ärztin, wegen einer Reguluntersuchung. Die Mandeln seien so vergrößert, dass man sie bald herausnehmen müsse. Sie gab ihr ein homöopathisches Komplexpräparat, welches die Mutter nicht einsetzte. Eine Woche nach Sepia XM waren die Tonsillen auf Normalgröße. Die Ärztin freute sich über die gute Wirkung ihres Präparates.
Er ist nach wie vor zurückhaltend gegen andere Kinder, allerdings heiß begehrt und hat immer Freundinnen. Er ist auch nach wie vor ein "Papakind" und nicht so fröhlich, wenn dieser unter der Woche nicht Zuhause ist. Der Vater arbeitet auswärts. Gesundheitlich hat er außer

normalen Infekten keine Probleme und diese reagieren immer prompt auf
Sepia, bisher.

Ein Beispiel:
Er hatte einen steifen Hals und war ganz blass, ich gab ihm das Mittel, es
war direkt weg, dann bekam er Fieber, da gab ich noch mal das Mittel in
der 200, jetzt hat er kein Fieber mehr und es geht gut. Heute morgen hatte
er nur ein bisschen Halsweh. Er wollte in die Schule gehen und ich habe
ihn gelassen.

Die Beobachtungszeit beläuft sich inzwischen auf 2 Jahre. Keine andere
Arznei war bisher nötig.

Fallgeschichte 5

Berufstätige Frau, ca. 36 Jahre alt mit Nierenkoliken.

Der Fall ist in einem Live-Kurs aufgenommen.

Ich habe ständig Nierenkoliken, auch Nierengrieß, es macht arge Probleme.

Der Arzt meint, ich soll mich anders ernähren. Wie soll ich mich anders ernähren, ich bin berufstätig, ich doktere schon 8 Jahre damit herum.

Die Koliken kommen unverhofft und unerwartet, manchmal 2 x im Monat, manchmal gar nicht für Monate.

Der Urin ist sauer, der PH-Wert ist zu hoch, ich habe Sodbrennen von den Tabletten, ich bin übersäuert. Ich lasse ihn sauer sein und warte auf die nächste Kolik.

Wie äußert sich die Kolik genau ?

Ein Druckschmerz und ein Gefühl, es wäre wie ein dicker Kloß hier, er zieht nach vorne, im Extrem ist es ein dumpfer Schmerz im ganzen Körper.

Es wandert. Mal ist eine linke Kolik, mal eine rechte oder beide Nieren.

Wie ist der Schmerz im Anfall ?

Im Minutenabstand ein Stechschmerz, im Nierenbereich, ich verkrampfe mich so stark, mir wird schlecht (übel) und ich kriege Panik. Ich frage mich, wie schnell bin ich beim Arzt ? Der Schmerz zieht zur Blase und diese ist so schwer, als hätte man einen Stein im Unterleib.

Hier gibt sie zum ersten Mal charakteristische Zeichen an. Die Symptome vorher sind recht üblich für eine Nierenkolik. Sepiatypisch ist hier die große Angst um die Gesundheit und sie sucht den "Kurier" und natürlich das Gefühl eines Steines: *Blase - Steines darin; Gefühl eines.* In dieser Rubrik findet man dreiwertig Sepia und einwertig Pulsatilla.

Ich bin dann so angespannt, nichts hilft, es passiert während der Arbeit, ich will schnell zum Auto oder bei einem Arzt vorbei.

Wann war die schlimmste Kolik ?

Die schlimmste Kolik war vor 8 Jahren, ein Stein war da, ich bin vom Notarzt ins Krankenhaus gebracht worden. ,

Ich hatte über 3 Tage Koliken. Eine Schlinge wurde um den Stein gelegt und täglich mehr Scheren drangehängt als Gewicht, ich musste treppauf und treppab laufen und die Schlinge ist rausgerutscht, ich half nach, es war nicht mehr zu ertragen, die Schlinge fiel, der Stein steckte noch.

Dies ist auch eine Art den wohlbekannten *abwärtsdrängenden Schmerz, als ob alles unten herausfiele*, zu erzeugen.

Ich bin dann total verkrampft, ein Krampfkloß und jede Bewegung sticht im Oberkörper.
Ich habe dann Angst. Es fühlt sich an wie verrenkt, jede Bewegung tut weh.

Sonstige Beschwerden ?
Ich habe Unterleibsprobleme, Endometriose, ich hatte eine Operation, es wurde etwas weggebrannt.
Die monatlichen Beschwerden sind sehr stark und schmerzhaft, die Stellen schmerzen, wo die Herde sitzen.
Ab dem 20. Tag sind die Schmerzen da. Ich werde nachts wach, habe ein Stechen an der Blase, ein Ziehen im Unterleib, der Unterleib ist ein Schmerz komplett, ich habe das Gefühl, der Bauch quillt auf, und wird dicker. Dazu kommt ein stechender Schmerz im Darm.
Was tun Sie dann oder was müssen Sie vermeiden ?
Also wenn ich Wärme drauf mache, das verschlechtert den Schmerz so richtig.
Alles quillt auf, alles vergrößert sich vom Gefühl her, wie ein Ballon, wie eine Kugel.

Das Gefühl einer Kugel ist sehr ausgesprochen. Bekannt von Sepia ist das Ballgefühl, wir finden die Arznei auch in der Rubrik: *Allgemeines - Kugel im Inneren; Gefühl einer*, dreiwertig eingetragen.

? - Es schmerzt bis es richtig blutet, dann wird es weniger. Dabei habe ich Magenkrämpfe und verstärkt Durchfall und Kopfschmerzen.
Welcher Art sind die Kopfschmerzen ?

Wie man es kennt, Migräneschmerzen, man möchte die Augen schließen und ist empfindlich gegen Licht.

Der Schmerz ist vor allem über den Augen, ich wünsche nur die Augen zu schließen, es ist unerträglich, nur unangenehm, ich habe das Gefühl, es ist zu hell, warum ist soviel Licht im Raum?

Wieder ein zentraler Sepiazug: Sie möchte die Augen schließen, hier wegen Kopfschmerzen: Sepia-Rubriken:
Kopf - Schmerz - Schließen der Augen - amel.
Auge - Geschlossen - krampfhaft - Schmerzen, durch - im Kopf.
Auge - Herabfallen - Lider - bei Kopfschmerzen; Auge - Zusammenziehung der Lider - mit Kopfschmerzen.

Wenn es ganz schlimm kommt?
Ich habe auch schon erbrochen und noch mehr Krämpfe dabei gehabt, oder ich bin übersäuert und habe Sodbrennen bis in den Mund.
Vor den Tagen habe ich Schwellungen in den Brüsten und bin depressiv, kann mich nicht gut konzentrieren, ich könnte mich ständig verkriechen, kann Stunden lang heulen und will mit niemandem reden, mich in ein Erdloch verkriechen. Ich will alleine sein und meine Ruhe haben.
Komme ich wieder raus und rede, dann fühle ich mich besser.

Sie bringt ihren Zustand auf den Punkt mit dem Bild, sich zu verkriechen in ein Erdloch. Wie bereits erwähnt, tarnt sich das Sepiatier durch Vergraben im Boden. Das Repertorium bietet uns hier viele Ansätze:
Gemüt - Gesellschaft - Abneigung gegen - allein, wenn - amel.
Traurigkeit - Menses - vor; Weinen - Menses - vor.

Wie ist das genau?
Es kommen Gefühle: Lasse mir doch meine Ruhe, ich will nicht reden. Man stößt den anderen ganz schön vor den Kopf, ich kann dann nicht aus meiner Haut.
Das ganze Elend habe ich dann alleine und heule gut, dann schlafe ich ein paar Stündchen, nachdem ich das überschlafen habe, geht's besser.

Hier bietet das Repertorium eine besonders passende Rubrik:
Verzweiflung - Existenz, über seine elende mit nur einem Eintrag:
zweiwertig Sepia.
Ferner: *Allgemeines - Schlaf - nach dem Schlaf - amel.*
Viele Sepiasymptome sind nach dem Schlaf besser. Es ist eine Art der
Verdrängung bei Sepia, im Schlaf schließt man die Augen einfach am
längsten.

Wann und wie begannen diese Schmerzen ?
Das kam so die letzten 5 Jahre, nach der Sterilisation. Vorher wurde keine
Endometriose festgestellt.
Wie war die Operation ?
Sie war ambulant, ich hatte eine positive Einstellung und war gut beraten.
Gab es bei den Narkosen Bilder oder Träume ?
Ich hatte nach den Narkosen utopische Träume vom Weltall, ich bin
irgendwo geschwebt, nach der letzten war nichts.
Ich hatte mich mit ET getroffen im Weltall, es waren auch viele Wolken
dazwischen. Er lachte so schön und brachte mich zum Lachen. Alles war
locker und leicht. Ich war fröhlich und habe nur gelacht und habe ET
gerufen.
? - Ich bin ganz fasziniert vom Weltall, was über mir ist, die ganzen
Planeten, es interessiert mich, ob es da noch etwas gibt, ob sie uns sehen.
Es kann ja wohl nicht nur auf der Erde Lebewesen geben.
Ich bin davon überzeugt, dass es da noch etwas gibt. Es fasziniert mich.
Es ist nicht irdisch zu erklären, es muss etwas Überirdisches sein.

Die im Wasser schwebende Sepia scheint irgendwie zu ahnen, dass es
über dem Wasser noch etwas geben muss.
Sepia-Rubriken: Gemüt - Wahnideen - Luft - schwebend - in der Luft und
Schwindel, schwebend...

Wann hatten Sie diesen Traum ?
Ich hatte diesen Traum nach der Geburt, ich bekam eine Vollnarkose
wegen der Nachgeburt.
Ich hatte auch Narkosen, wo ich Angst hatte, wegen einer
Bauchspiegelung zum Beispiel.

Ich wusste nicht, was gemacht wurde und wollte es wissen.
Ich habe eine OP am Auge gehabt und bin lachend erwacht.
Ich wollte nicht atmen bei der letzten OP. Ich hatte Gase im Bauch. Ich
war schwer und wollte nicht atmen, bis sie mir Sauerstoff gaben.
Ich bekam einen Muskel verkürzt am Auge, ich habe eine Sehschwäche am
Auge, dann schielte das eine Auge, und ich sah nichts mehr.
Ein Auge stand nach innen, das rechte Auge ist blind, ich war stark
weitsichtig und hatte Hornhautverkrümmung.

Sepia-Rubrik: *Sehen - Verlust des Sehvermögens - Vergehen, Schwinden des Sehvermögens.*

Ich fiel über meine eigenen Füße. Meine Mutter wollte die Operation nie
machen lassen. Sie hatte Angst, es sei nachher schlimmer, deshalb wurde
es nicht rechtzeitig gemacht.
Dieselbe Sehschwäche hat mein Sohn, er brauchte 11 Dioptrien. Er hat
jetzt starke Weitsichtigkeit, aber kein Schielen. Nah sehen geht nur mit
Augenpetzen.

Hier zeigt sich ein Grundzug von Sepia, das *Nicht wahrnehmen* sehr organisch, das Auge funktioniert einfach nicht, sozusagen eine organische Trübsichtigkeit.

Allgemeine Befragung:
Wetter ? *Kalt mag ich nicht, ich mag es gerne heiß. Ich habe Angst vor*
Gewitter und Blitz und Donner, ich setze mich ins Auto, ich fühle mich da
am sichersten, wo ich den Blitz nicht sehe und den Donner nicht höre.

Sepia-Rubrik: *Gemüt - Furcht - Gewitter, vor.*

Fahren ? *Schifffahren geht nicht, ich werde seekrank, kleine Schiffe sind*
extrem, mir wird übel. [Sepia-Rubrik: *Magen - Übelkeit - Seekrank.*]
Danach schwanke ich noch lange, als dauerten die Bewegungen noch an.
Liege ich flach, oder wenn ich lange im Meer war, spüre ich abends noch
die Meeresbewegung.

? - *Ich schwimme gerne im Meer, es fasziniert mich. Tauchen macht mir Angst, da ist man eingeschlossen, wegen der Atmung macht es mir Angst. Ich könnte mich unter Wasser nicht entspannen.*

Eßgewohnheiten ? *Salziges mag ich absolut nicht. Abneigung auch gegen Austern, sonst mag ich Meerestiere gerne.*

Sie reagiert in jeder Hinsicht stark auf das Meer, was ganz allgemein auf eine Arznei, die aus dem Meer stammt, hinweist. Rubriken: *Allgemeines - Speisen - Salz - Abneigung...*

? - *Ich esse gerne Scharf und Deftiges, scharfes wie Chili, Aufläufe. Süß selten, aber manchmal Heißhunger darauf. Alkohol vertrage ich nicht, ich trinke absolut kein Bier. Alkohol macht mir Übelkeit.*

Probleme mit der Verdauung ? *Ich bekomme leicht Durchfall, wenn ich mich aufrege oder, wenn wir irgendwo fremd hinkommen oder vor Prüfungen und ähnlichen besonderen Ereignissen.*

Auch Sepia findet sich in der Rubrik: *Rektum - Diarrhöe durch Erregung.*

Ängste ? *Ich habe eine Spinnenphobie, das ist extrem. Ich mag auch keine Schlangen, Schlangen begleiten mich in meinen Träumen. Schlangen sind eklig, ich habe direkt das Gefühl, die würgen mich, nehmen mir die Luft um mich.*

Wie sehen die Träume aus ? *Wenn ich einschlafe, dann sind da plötzlich überall um mich herum Schlangen. Ich muss mich ablenken, es ist eklig, ich mache Licht, ich muss versuchen in die Realität zu kommen. Es ist horrormäßig.*

Hierzu das Sepia Originalsymptom:
Verzweifelte Träume, er sieht Mäuse, Ratten und Schlangen.
Die vielen Arme der Sepia wirken durchaus wie Schlangen und sind formal auch der Spinne ähnlich, so dass es kein Wunder ist, auch in der Rubrik: *Furcht vor Spinnen*, Sepia zu finden. Genauso sehen die Schlingpflanzen aus der Ferne betrachtet sehr ähnlich wie Schlangen aus, die sich um einen Baum wickeln, und es finden sich tatsächlich auch Gelsemium und Ignatia in den Schlangenrubriken.

Macht Ihnen enge Kleidung etwas aus ?
Enges macht mir nichts.

In der Höhe habe ich noch Probleme: Schaue ich runter, so kommt ein Soggefühl, jemand zieht mich runter. Ich schrecke zurück.
Ich träume oft, ich gehe Treppen runter, es geht gerade runter, ich stürze und komme nie auf, es ist ein endloser Fall. Ich steige langsam ab und falle, die Treppen werden immer enger, ich warte aufs Ende und falle.

Wie bereits erwähnt: Fallen, insbesondere von der Treppe, ist ein häufiges Sepiathema.

Träume ? *Früher hatte ich viele schlimme Alpträume, das kommt aus der Kindheit durch die Schläge vom Vater. (Sie fasst sich an den Hals) Mein Stiefvater war Alkoholiker.*
Wenn er nicht heimkam, dann wussten wir, es wird spät, er hat 3 Promille gehabt dann. Er kam, trat die Tür ein und wollte uns verprügeln. Wir hatten uns eingeschlossen.

Bedrohtheitsgefühle sind mit dem Repertorium nicht leicht zu fassen. Sepia deckt dieses Gefühl, ausgedrückt durch Träume von Mord, von Gejagtsein und zu befürchtender Notzucht.

Den Stiefvater habe ich schon immer abgelehnt. Als ich meinen Vater einmal kennen lernen wollte, wollte er mich nicht sehen.

Mein Stiefvater hat mir immer gesagt, dass er mich nicht will. Ich habe es vermieden, mit ihm alleine zu sein. Er hat mich aus unerfindlichen Gründen verprügelt. Ich hasse ihn heute noch.
Ich war immer schwächer und kleiner und hatte das Gefühl, dass man sich nicht wehren kann. So hat er mich erdrückt.
(An dieser Stelle kann sie nicht mehr weiter sprechen.)

Irgendwann war ich stärker und konnte ihn verprügeln, dann hat sich der Hass abgelassen.
Welcher Art waren die Alpträume ?
Sie wurden mir erst mitten drin bewusst: ich habe meinen Hass verbal herausgelassen und ihn mit Stöcken und Fußtritten malträtiert, war aber zu schwach und zu klein.

Was beschäftigt sie zur Zeit ?
Meine Schwester ist an Krebs erkrankt, wir wissen nicht, wie lange sie noch lebt. Mir macht diese Hilflosigkeit zu schaffen.
Was genau macht Ihnen da zu schaffen ?
Was mich tief im Inneren betrifft, das ist Krankheit, dass einem der Arzt nicht weiterhelfen kann.
Ich habe Angst, bei jedem Schmerz habe ich Angst. Ich war nicht mehr beim Arzt wegen der Angst, da könnte was sein. Keiner kann was machen. Kein Ziel ist da, wie schlimm wird es noch ? Ich wollte mit meiner Schwester reden, ich kann nicht mit ihr drüber reden, sie ist nicht mehr dieselbe, die sie einmal war. Ich will bei ihr sein.
Ich würde gerne mit ihr reden, ob sie Angst hat vor dem, was noch kommt. Wie geht man damit um, wenn sie nicht mehr da ist ?

Krankheit und Tod, ein starkes Thema bei Sepia, wie so oft erwähnt.

Was war für Sie das Schlimmstes im Leben ?
Das war die Geburt, die Schwangerschaft war schwierig, nur Übelkeit, es ging beschissen: Er kam 3 Wochen zu früh, die Geburt dauerte 3 Tage, wenigstens die Entbindung selbst war normal.
Ich habe mich gefreut, wenn Wehen kamen, aber sie waren gleich wieder weg.

Es hat lange gedauert, und doch ging alles gut.
Ich war stolz und hatte danach ein richtig gutes Selbstwertgefühl.

Wieder bezeichnet eine Patientin die Geburt als den schlimmsten Moment in ihrem Leben.

Wie geht es auf der Arbeit ?
Ich gehe sehr gerne arbeiten. Ich bin sehr ehrgeizig, die kleinste Kritik geht mir nach. Warum hast du das vergessen, frage ich mich.

Um mich zu versichern, frage ich diese und jene Symptome direkt ab. Das ist jedoch nach wir vor eine zweifelhafte Methode, sie hat mich zu oft in die Irre geführt. Man soll versuchen, das, was der Patient wirklich gesagt hat, zu verstehen und nicht nur von ihm hören wollen, was man schon kennt.

? - Tanzen und Musik, da könnte ich alles vergessen. Traurige Musik tut mir gut.
Es ist ein Rauschzustand, ich bin 3 Stunden nur auf der Tanzfläche.
? - Ich mag genauso gerne Walzer wie Hardrock, total in den Rausch versetzt mich Hardrock. Techno beunruhigt mich.
Musik hören, ohne das geht es eigentlich gar nicht.

Der Fall wurde im Kurs aufgenommen und einige Teilnehmer stellten noch Fragen :

Wie kam es zu der ersten Kolik ?

Es war eine körperlich Überanstrengung, ich machte einen Umzug. Treppen rauf und runter, ich habe Kisten geschleppt. Dann fing es an, ich verkroch mich in eine kleine Nische, ich wollte mich in eine Ecke verkriechen.

Hier wieder auslösend: die gesunde Grenze nicht sehen und sich überlasten; dann folgt ihr Reaktionsmuster, wenn es schlecht geht: sich zu verkriechen.

Ich musste umziehen, meine Vermieterin war gestorben; sie hatte eine Krebserkrankung, ich hatte sie gepflegt und wollte nicht mehr in dem Haus wohnen. Sie wurde aus dem Krankenhaus entlassen als unheilbar. Sie rief nur nach mir. Ich habe die Ängste vor dem Tod durchlitten. Sie war wie eine Mutter zu mir. Es war, als hätte ich eine Mutter verloren.

Wieder erscheint eine Krankheit nach dem Tod einer nahen Person.

Analyse.

Wirklich auffallend und sehr zentral ist ihre
• Furcht vor tödlicher Krankheit.

Das kommt deutlich heraus, als sie von ihrer Schwester spricht und von ihrer Vermieterin. Genauso ihre Panik, wenn sie Blasenprobleme hat.

Als schlimmsten Moment im Leben bezeichnet sie
• die Geburt ihres Sohnes.
(Genauso beschrieb es die erste Patientin.)

Ein wesentliches und auffallendes Grundmuster ist das
• sich verkriechen in eine Ecke.

Gerade die beiden letzten Punkte sind nicht so klar und deutlich mit dem Repertorium zu fassen.

Die folgende Repertorisation stützt die Verschreibung:

1. Gemüt - Furcht - Krankheit, vor drohender - unheilbar zu sein
2. Gemüt - Gesellschaft - Abneigung gegen - allein, wenn - amel.
3. Blase - Steines darin; Gefühl eines
4. Allgemeines - Kugel im Inneren; Gefühl einer
5. Kopf - Schmerz - Schließen der Augen - amel.
6. Gemüt - Traurigkeit - Menses - vor
7. Gemüt - Weinen - Menses - vor
8. Gemüt - Verzweiflung - Existenz, über seine elende
9. Sehen - Verlust des Sehvermögens - Vergehen, Schwinden des Sehvermögens
10. Gemüt - Furcht - Gewitter, vor
11. Gemüt - Furcht - Schlangen, vor
12. Gemüt - Furcht - Spinnen, vor
13. Magen - Übelkeit - Seekrankheit
14. Allgemeines - Speisen und Getränke - Salz - Abneigung
15. Allgemeines - Speisen und Getränke - scharf gewürzten Speisen - Verlangen nach
16. Rektum - Diarrhöe - bei Erregung des Gemütes.
17. Träume - zu Fallen, zu stürzen.

Nr.	sep.	phos.	puls.	con.	nat-m.	sulph.	acon.	nux-v.	lyc.	lac-c.
1.	1	1	1	-	1	-	1	1	-	1
2.	4	1	-	1	2	1	-	-	2	-
3.	3	-	1	-	-	-	-	-	-	-
4.	3	1	2	1	1	1	1	2	-	1
5.	2	-	-	1	1	2	2	2	-	-
6.	2	1	3	2	3	-	1	-	2	1
7.	1	2	2	1	-	-	-	-	2	-
8.	2	-	-	-	-	-	-	-	-	-
9.	2	-	2	-	2	-	-	3	1	-
10.	2	4	-	1	2	1	-	-	2	-
11.	1	-	-	-	-	1	-	-	-	3
12.	1	1	-	-	-	-	-	-	-	1
13.	2	-	-	3	1	-	-	3	-	-
14.	2	1	1	2	2	-	-	1	1	-
15.	1	1	1	-	1	1	1	1	-	2
16.	1	1	1	-	-	-	2	-	1	-
17.	1	1	2	-	-	2	1	1	-	-

Es ist sehr schwer, hier nicht Sepia zu geben. Es begründet sich schon alleine durch die Vielzahl sehr besonderer Körpersymptome. Außerdem erwähnt die Patientin auch die zentralen Themen, die wir bisher gefunden haben. Sie erhielt eine Dosis Sepia 200c.

Zur Nachanamnese bestellte ich sie in die Praxis, da der Rahmen des Kurses mir und vielen Kollegen für ihre Geschichte nicht angemessen erschien.

Nach 5 Wochen erzählt sie:
Die Schmerzen an der Niere sind im Moment dauernd. Ein Stechen, mal rechts, mal links. Die Blase fühlt sich an wie ein Stecknadelkissen, besonders morgens. Seit 3 Wochen habe ich ständig Kopfweh.
Das Sodbrennen beginnt regelmäßig um 17-18 Uhr und dauert an, bis ich ins Bett gehe, es ist sauer bis in den Mund, morgens ist es weg.
Ich hatte extreme Migräne, mit Durchfall und Erbrechen, ein Schmerz von der Stirn in die Augen hinein, als drücke jemand die Augen fest zu. Als wenn mir jemand die Augen schließen wolle, ein Druck.
3 Tage war es ganz schlimm, seitdem leichte Kopfschmerzen, aber dauernd.
Seelisch bin ich total niedergeschlagen, lethargisch, hatte aggressive Phasen. Ich habe ständig was in mir, was ich ausspucken muss und es kann nicht raus.
(Sie zeigt auf die Bronchien.)
Was bedeutet, Sie hatten aggressive Phasen?
Mein Mann hielt mir ein komisches Gespräch. Das ging mir so auf den Wecker, dass ich ihm das Bier über kippte. Ich kenne Wut, aber ich lasse sie nie so raus.
Ich hätte ihm am liebsten das Glas an den Kopf geschlagen. Es war so ein dummes Gespräch. Er stippelte, er war ironisch. Ich merkte nur, es brodelte innerlich, ich sagte ein paar Mal, es ist gut (= lass es gut sein), aber es half nicht; ich konnte irgendwie die Ohren nicht zu machen.
Wie war das für Sie?
Es war so richtig gut, ich hätte gerne so richtig rumgebrüllt und alles rausgelassen, aber da war Ende. Ich hatte das Gefühl, es brodelt darin

und muss raus. Kleinigkeiten nerven mich im Moment. Ich kann nicht erzählen und sagen, wie es mir geht. Es steckt und ich kann nicht weiter.

? - *Ich träume jede Nacht:*
Viele Leute von früher, Ereignisse von früher.
? - *Einen weiß ich genau: Ich träumte, ich gehe Treppen runter, die Treppen sind verschwunden und ich bin gefallen.*
Ich gehe wieder Treppen runter, sie verschwinden, ich war angeseilt, und unten war Wasser. Ich fiel, aber nicht ins Wasser, ich war ja angeseilt. Es war richtig Meer, mit Wellen, lebhaftes Wasser, ganz klar.
? - *All das kenne ich, aber es hat noch nie so lange angehalten.*

Gefühl insgesamt ?
Es ist, als wenn ich auf der Stelle stehe, es wird nicht schlimmer und nicht besser, es geht nicht voran.
Ich habe so eine Wut, alles was so stört und nervt, und ich will alles rauslassen. Wir können nicht miteinander reden (sie meint sich und ihren Mann). Sobald ich was sage, redet er 30 Minuten danach. Wir können nicht reden, ich habe es mir abgewöhnt.
Er kann mir nicht zuhören, alles hat sich festgefahren, aufgehangen. Es geht nicht mehr weiter. Oder ich werde so anklagend, dass ich gleich sage, was mich stört, das verträgt er aber nicht.

Was stört Sie denn am meisten am ihm ?
Was mich furchtbar stört, ist die Trinkerei, das nervt mich kolossal. Ich erzählte ihm, wie das bei mir war (sie meint ihren trinkenden Stiefvater), aber er sagt, er brauche es. Wir haben Streitgespräche. Wo fängt Alkoholismus an ? Er leugnet es, zu trinken. Der Alkohol verändert. Ich werde dann auch aggressiver, es steigt in mir hoch und ich ekele mich davor.
Ich weiche auch zurück, wenn er mir näher kommt, es interessiert ihn nicht. Mir wird schlecht, alleine vom Geruch.

Hier sagt sie deutlich, was sie so sauer macht im Magen bis in den Mund usw.

Er sagt, das seien nur Hirngespinste bei mir. Er akzeptiert es nicht. Nach der 3. Flasche werde ich sauer. Es kommen die Erinnerungen von früher hoch.
Mein Verhältnis zu Männern ist ziemlich negativ, ich hatte auch gute Freunde, habe es aber nie lange ausgehalten irgendwo. Ich habe immer Panik bekommen, dass ich mich zu eng binde. Ich wollte aus meinem Leben was machen, Erfolg im Beruf haben, wollte ich. Wir haben nur geheiratet, weil ich schwanger war, ich liebte ihn nicht. Seitdem sind wir mehr oder weniger zusammen, wir haben auch gute Zeiten gehabt.

Wann war das ?
Jahrelang war er Wochenlang nicht zu Hause, wegen Montage. Das war eigentlich die beste Zeit.
Wir waren auch einmal ein halbes Jahr auseinander. Er war dann weg. Zuerst ließ er mich auch in Ruhe und dann rief er doch an. Ich habe nachgegeben. Das war ein Fehler.

Wie ist ihre Reaktion auf die Arznei einzuschätzen ?
Das ist hier gar nicht so einfach, da die Patientin sich subjektiv wesentlich schlechter fühlt und selbst die Aggression, die heraus will, als nichts Gutes empfindet.
Es fällt auf, dass das Hauptthema in der Nachanamnese ihr Ehemann ist, den sie in der Erstanamnese mit keinem Wort erwähnte. Das kann natürlich schlicht an der Atmosphäre während einer Liveanamnese liegen. Doch sicherlich spielt auch die Eigenart von Sepiapatienten, wesentliche Probleme einfach zu vergessen, mit eine Rolle (*Als drücke jemand die Augen fest zu*, ist die Beschreibung der Migräne.)
Alle Beschwerden, die sie hat, sind schlimmer und länger anhaltend. Allerdings halten sie schon ein bisschen lange an für eine Erstverschlimmerung.
Für mich war die Frage, gibt es auch Zeichen der Besserung oder liegt die Arznei knapp daneben ?
In solchen Situationen nehme ich gerne die Träume als Richtschnur und da hatte sich einiges getan: Sie konnte nicht mehr abstürzen, weil sie angeseilt war. Ein Traum, der sie lebenslang begleitet hatte, erfuhr eine gute Wendung. Das ist ein gutes Zeichen. Das zweite gute Zeichen ist die

heftige Aktion, die sie selbst erstaunte; nämlich das Bier, das im Gesicht des Ehemannes landete. Für mich hatte diese Handlung einen Symbolcharakter. Was sie ihm mit Worten nicht verständlich machen konnte und er nicht sehen wollte, brachte sie ihm auf diese Weise näher.

Es scheint sich hier ja u.U. um einen Grenzfall von Trunksucht zu handeln. Vielleicht hat sie jedoch auch nur etwas ausgelebt, was sie vor 20 Jahren aufgrund von Schwäche nicht konnte.

Wie soll man da weiter vorgehen, ist die Frage ? Abwarten ? Gar das Mittel wechseln ?

Mir war ihre folgende Aussage wichtig:

..es brodelt...es steckt und ich kann aber nicht.

Ich deutete die Lage so, dass die Richtung stimmt, der Organismus aber noch einen Kick braucht, um weiter zu reagieren. Sie steckte fest.

Abwarten gilt als die große Maxime in der Homöopathie. Das ist sicher oft richtig, man kann aber auch zu lange warten und die Fälle verlaufen im Sande oder schwimmen einem davon und kommen nicht mehr in die Praxis.

Sie erhielt eine Dosis Sepia XM.

Nach weiteren 5 Wochen:

Ich schlafe schlecht und träume Mist. Ich verbinde alles was war und mache es durch. Es waren heute Nacht ganz viele Mäuse, davon habe ich noch nie geträumt.

Das Sodbrennen ist weg seit 4 Wochen, ich habe sogar die Fruchtsaftprobe gemacht, es ist weg.

Die Unterleibsschmerzen waren abartig. Es war nur ein Morgen 2 Stunden extrem, aber nicht 3 Tage wie sonst und die Blutung war ganz wenig, nur einen Tag lang.

Seit gestern merke ich, sie kommen wieder (die Menses).

Sie merken das an der Stimmung ?

Nein, so depressiv oder aufgeschwemmt, das ist nicht mehr. Sonst fühle ich mich wohl, wenn ich jetzt noch schlafen könnte, dann wäre es gut.

Nur die Träumerei, ich träume genau noch einmal die Gespräche, ich erinnere Wortfetzen.
Totale Wiederholung, es ist immer noch mal verwirrt mit Mäusen, dann musste ich nochmal die Treppen runter und denke jetzt verschwinden wieder die Stufen, aber es waren immer noch Stufen da. Die Kopfschmerzen sind besser, 2 Wochen lang hatte ich sogar gar keine, jetzt habe ich manchmal welche nach der Arbeit.

Wie war das im Traum mit den Mäusen ?
Im Traum wollte ich die Mäuse fangen. Die huschten weg, sie waren überall. Es hat genervt, es war nicht eklig.
Die wollten nicht weg, sie laufen so schnell. Man ist machtlos, die zu vertreiben.
Ich bin eigentlich richtig müde, schlafe ein und die Träume kommen; dann kann ich nicht mehr schlafen.

Wie ist es mit der Gereiztheit ?
Das Aggressive hat sich gelegt, seitdem habe ich nichts mehr gehabt.

Wie geht es mit der Blase ?
Das Blasenstechen ist auch weg, aber es tat mal 2 Tage weh an der Niere, wie Seitenstechen. Die Blase ist okay. Das Stecknadelkissen ist weg.

Erinnern Sie noch andere Träume ?
In den Träumen sehe ich viele Leute von früher. Ich sehe in die Vergangenheit und auch in den Träumen geht es weit zurück. Ich habe das Bedürfnis, Leute von früher anzurufen. Ich war früher so zickig, ich will Kontakt haben und zeigen, dass ich doch anders bin. Ich fühlte mich oft als 3. Rad am Wagen. Ich schloss mich selbst aus. Es ärgerte mich so, ich dachte, die wollen nichts mit mir zu tun haben.
Die würden sich kaputtlachen, wenn ich denen das erzähle.

Ich gab ihr Sepia XM mit, 2 Kügelchen aufgelöst in 10 ml ca. 20%tigem Alkohol. Sie sollte 10 Tropfen einnehmen, wenn sie arge Mensesschmerzen bekommen würde.

4 Wochen später berichtet sie:

Bis vor 3 Tagen ging es ganz super, aber jetzt eine Woche vor der Menses habe ich wieder Nierenweh, ein Gefühl wie eine Blasenentzündung. Völlegefühl, und ich bin schlapp.

Die Träume und Schlafstörungen hörten auf, nur jetzt kommen sie wieder. Die Tropfen haben gegen die Schmerzen gut geholfen. Es war seelisch super, saugut.

Magen und so ist alles okay. Keine Kopfschmerzen, ich konnte sagen, ich fühle mich rundum gut.

Ich hatte einen Einschlaftraum, sobald ich die Augen zu machte, kam eine riesige tiefe schwarze Wolke hoch, einen Abend. Dann schlief ich aber normal.

? - Nein, das ist mir völlig unbekannt. Es beunruhigte mich nicht.
(Ein deutlicher Prüfungstraum.)

Hatte Sie Beschwerden durch die Tropfen ?

Nein, ich hatte keine Nachteile durch die Tropfen oder die Kügelchen, es war total gut. Nur ein leichtes Ziehen während der Menses, keine Schmerzen mit den Tropfen.

Ich gab ihr Sepia XM mit als Kügelchen und aufgelöst für Schmerz-zustände.

Sie kommt erst ein Jahr später wieder, es ging die ganze Zeit sehr gut. Doch jetzt hat sie wieder Beschwerden:

Ich reagiere so extrem mit Magenkrämpfen und Blasenentzündung zur Zeit. Meine Schwester kam ins Krankenhaus. Sie fiel um und musste ins Krankenhaus. Sie müsse wieder bestrahlt werden, ich habe mich so aufgeregt. (Wieder der typische Auslöser für die Sepiapathologie.)
Dann massiver Druck auf der Arbeit, ich will mich intern versetzen lassen, ich bin nur am rumdiskutieren. Jetzt habe ich Magenweh, ich habe keinen Appetit, wenn ich was esse, dann kommen die Magenkrämpfe.
Ich will Urlaub machen und nicht so da rumhängen.
Was ärgert mich, es geht nicht um Probleme zwischen mir und meinem Chef, er will seine offenen Rechnungen auf meinem Rücken austragen. Ich

muss mich loben, so habe ich noch nie einer Streit ausgetragen. Ich habe immer noch was draufgesetzt, ich sagte meine Meinung, aber staute doch noch den Ärger.
Dann habe ich mir gesagt, ich gehe in Urlaub und hoffte, es klappt danach einfach.

Auch hier blendet sie in für Sepia typischer Art einfach das Problem aus. Es ist sicherlich verständlich, aber erregt das pathologische Sepiamuster.

Ich war kaum Zuhause, da erfuhr ich, dass sie sie wieder den Ärzten ausliefern. Es seien Schatten im Rückenmark, es könnte sein, dass.., Deshalb soll sie Bestrahlungen bekommen. Ich sehe nur, dass sie es wieder nicht verträgt, und sie muss es genauso abbrechen wie letztes Jahr.

Wie geht es ihnen dabei ?
Ich kann es nicht verstehen. Sie hat ihr Inneres so zugemauert, da kommt man nicht ran.

Magenweh?
Es ist ein Krampf und ein richtiger Stich, nach dem Essen vor allem. Ich hatte Hunger heute und danach Völlegefühl. Wie überlastet, wie vollgegessen, wenn ich nur ein bisschen esse.

Blasenweh ?
Ein Reiz beim Wasserlassen und kurz danach, bis es sich entkrampft hat. Die Stecknadeln in der Blase sind weg.
Sekundenweise strahlt es manchmal aus in die Niere, aber kein Vergleich zu früher.

Sepia XM halft schnell und gut.

Nach 7 Monaten kam sie noch mal in die Praxis mit einer Blasenentzündung, sie hatte schon Antibiotika genommen, da die Sepiatropfen nicht sofort geholfen hatten. Sie erzählte über ihren Zustand im Allgemeinen:

Die ganze Zeit hatte ich keine großartigen Probleme, manchmal morgens das Gefühl von einem Stein, ich kann mich dann nicht gerade machen, das war selten in den letzten 5 Monaten. Keine Probleme vor den Tagen. Ohne Probleme, ich musste mich nicht während der Tage flach legen. Kopfweh manchmal, wenn ich viel am Bildschirm gearbeitet habe, aber nicht mehr diese schlimme Migräne, keine Anfälle mehr.

Seelisch ?
Eigentlich gut, ich habe eine andere Stelle bekommen und konnte mich neu orientieren, ich habe mich in die Arbeit reinversetzt wie besessen, das tat mir unheimlich gut.
Die Probleme werden immer schlimmer mit meinem Partner. Da bin ich gerne weg von Zuhause. Morgens ist es total mies, dann wird es besser.
Ich weiß nicht wie es weiter geht. Ich muss noch die Konfirmation ausrichten, das macht mir schon was aus, wenn ich das Wort nur höre. Da wird es mir schon übel, ich habe die Schwiegermutter, die habe ich 8 Jahre nicht gesehen, das macht mir fiel aus.
Ich kann da kein Skandal machen, an dem Tag. Was das Zuhause anbetrifft, ich bin mit nichts zufrieden, ich will alles gleichzeitig machen, ich bräuchte 10 Hände, um das alles zu machen. (Als Tintenfisch würden ihr die 10 Hände tatsächlich zur Verfügung stehen.) *Auf der Arbeit ist das ganz anders.*

Träume ?
Die anderen schlimmen Träume sind nicht mehr gekommen, der Absturztraum, ich war ja an Seilen kurz nach der Einnahme, seit dem war es gut.

Man kann abschießend sagen, dass es ihr deutlich besser geht und sie keine nennenswerten Menses- oder Endometrioseschmerzen mehr hatte und das ganze Urogenitalsystem viel gesünder ist. Man muss sehen, dass sie bereits eine Präcancerose hatte in diesem Gebiet.
Seelisch geht es auch deutlich besser und auch die wiederkehrenden Träume sind verschwunden. Das ist immer ein guter Anzeiger für eine tiefere Wirkung der Arznei. Die familiäre Situation hat sich nicht

geändert, sie ist zwar klarer, aber unbefriedigend. Manche Entwicklungen brauchen lange Zeit und auch Gelegenheiten.

Ich sehe es persönlich auch ganz und gar nicht als meine Aufgabe an, diese Situation zu beurteilen. Ich bin der Ansicht, dass man als Homöopath die Lebenskraft ins Auge zu fassen hat und sie stützen sollte, wenn sie es verlangt. Was die Patientin mit ihrem Leben macht, ist erst einmal ihre Angelegenheit.

Als ich sie um Erlaubnis zur Veröffentlichung fragte, ein Jahr nach der letzten Konsultation, erzählte sie, dass sie nochmals eine Nierenbecken-entzündung gehabt hatte im Frühjahr und diese mit Akupunktur behandeln ließ. Das habe sehr gut und durchgreifend geholfen. Sie war nicht unzufrieden mit der homöopathischen Behandlung, die Akupunktur-behandlung hatte sich angeboten. Man kann natürlich nicht sagen, wie Sepia dann gewirkt hätte, aber was die Arznei über zwei Jahre bis dahin geleistet hat, ist offensichtlich und bemerkenswert.

Am Ende meiner Fallbetrachtungen möchte ich noch etwas zu dem Sepiabild anmerken, wie es in der klassischen Literatur beschrieben wird.

Üblicherweise wird Sepia betrachtet als die Arznei für Frauen, die ihren Mann und Männer im Allgemeinen überhaupt nicht mögen und schon gar keine sexuelle Lust haben, die sich mit der Rolle der Hausfrau und Mutter nicht zufrieden geben und einen Beruf ausüben wollen. Die unzufriedene Ehefrau schlechthin.

Sepia ist eines der häufigst verschriebenen Arzneimittel für die Partnerinnen von Homöopathen (umgekehrt Lycopodium), wie jeder durch eine kleine Umfrage schnell herausfinden wird.

Die Hauptrubriken, die erwähnt werden, sind:
- Gemüt - Abneigung gegen den Ehemann.
- Gemüt - Abneigung gegen Männer.
- Gemüt - Gleichgültig gegen ihre Kinder und Familie.
- Weibliche Genitalien - sexuelle Abneigung (?).

Die aufmerksamen Leserinnen und Leser werden schon festgestellt haben, dass dieses Bild in den hier vorliegenden Fallberichten keine große Rolle spielt.

Die letzte Patientin entspricht dem klassischen Bild am ehesten, mir fällt es jedoch schwer die Rubrik: Abneigung gegen den Ehemann und sexuelle Lustlosigkeit zu benutzen, wenn der Mann nach Bier riecht, was sie nicht mag. Mir fällt es genauso schwer, "Abneigung gegen Männer" als ein zentrales Symptom bei ihr zu sehen, da ihr Männerbild als deutliche Konsequenz ihrer Erfahrung, von Männer bedroht zu werden, zu verstehen ist. Diesen Punkt sehe ich bei Sepiapatientinnen als sehr zentrales Thema an.

Zur bereits erwähnten 'sexuellen Lustlosigkeit' möchte ich anmerken, dass ich mir kein oberflächlicheres Symptom vorstellen kann als dieses, jede/r weiß selbst nur zu gut, dass dahinter ein Konflikt steht, den man nicht einfach übergehen kann. Sepia enthält die entgegensetzten Symptome von starkem sexuellem Verlangen übrigens genauso deutlich.

Biologisch sieht es so aus, dass die Sepien ein ungewöhnlich ausgeprägtes Sexualleben und Paarungsverhalten haben. Es wird oft von Balzverhalten, den Vögeln ähnlich, gesprochen. Männchen und Weibchen verstehen sich relativ gut. Viel krasser sieht es da im Reich der Spinnentiere aus, wo viele Weibchen die Männchen "zum Fressen gerne" haben.

Würde ich nach diesem oberflächlichen Bild verschreiben, genervte Hausfrau, kein Bock auf Mann und Kinder, dann könnte ich jeder 2. Patientin Sepia verordnen. Wenn man oberflächlich verschreibt, wirkt die Arznei oberflächlich, das habe ich bei Sepia oft beobachtet.

Auch die berühmte Abneigung gegen die eigenen Kinder ist in den beschriebenen Fällen nicht auffallend. Dass Kinder mal nerven und der Alltag als Hausfrau öfters zu wenig zu bieten hat, sind keine auffallenderen und absonderlichen Symptome und differentialdiagnostisch wirklich kaum brauchbar. Was aber in den beschriebenen Kasuistiken auffällt, sind ganz im Gegenteil: Große Sorge und Angst um die Kinder. Dies ist in 4 von 5 Fällen dramatisch ausgeprägt bis hin zum Wahn, das Kind würde nachts schreien oder in den Träumen vom verstorbenen Enkelkind. Ich schließe daraus, dass die Sorge und Ängstlichkeit um ihre Kinder charakteristischer sind, als die Gleichgültigkeit gegenüber ihren Kindern. Diese Sorgen und Ängste sind viel absonderlicher vor allem nach der Entbindung, was dem biologischen Phänomen des Absterbens der Mutter sofort nach Eiablage entspricht. Es passt wirklich gut für die Schwäche nach der Schwangerschaft, wenn der Mutter alles zuviel ist, unter anderem auch die Kinder. Auch in der Arzneiprüfung ist das Vergessen der Kinder im Rahmen eines Zusammenbruches des Gedächtnisses erwähnt.

Ein weiterer Nachteil des klassischen Bildes von Sepia ist, dass man es so kaum einem Mann verschreiben könnte. Es ist wirklich nicht einzusehen, warum die Sepiatinte ein grundsätzlich "weibliches Mittel" sein soll. Dass hier 4 weibliche nur einem männlichen Patienten gegenüberstehen, macht die Sepia auch nicht zu einem weiblichen Mittel, denn bestimmt 70 % aller meiner Patienten sind weiblich. Wer einmal seine letzten 100 Fälle durchzählt, wird auf ein ähnliches Verhältnis stoßen.

Als Zusammenfassung meiner Erfahrungen und zum geschwinden Nachlesen füge ich ein synthetisches Arzneimittelbild an.

Sepia - Grundzüge

- aus Prüfungen (#), geheilten Fällen (*) und *Signaturhinweisen* -

Nicht wahrnehmen. Augen Schließen. Verdrängen. Trübsinn. ⇒ Reaktion im Nachhinein.*

* Kann sich nicht an Dinge erinnern, die er gestern noch wusste. Vergisst die wesentlichen Punkte.#
* **Augenschließen.** Krampfhaftes Augenschließen. Verloren im Wald. Düsterkeit. Schwarz vor den Augen. Trübe Vorstellungen, Trübsinn.#
* Weinen, ohne zu wissen warum. Trübsinn ohne Veranlassung.*#
* Krankenhaus nehme ich nicht wahr.*
* Durchfall nach der Prüfung, ich reagiere im Nachhinein.*
* Sah zuerst nichts, dann starker Kopfschmerz.*
* Kummer merke ich zu spät, ich kann nur heulen und weiß gar nicht warum.*
* Ich bin unzufrieden, kann nicht sagen, mit was.*
* Ich nahm Anhalter mit, im Nachhinein hatte ich Angst vor meiner Courage. Reagiere meist im Nachhinein.*

Die beiden biologischen Auffälligkeiten des Tintenfisches sind sein Auge und die Tinte. Die Tinte dient als Abwehr, indem das Wasser mit Tinte eingetrübt und verdunkelt wird.
Das Auge fällt auf als homologes Organ, als hochentwickeltes Kammerauge eines Tieres auf relativ niedriger Evolutionsstufe.
(Sehen können, aber die Sicht verdunkeln zur Abwehr.)

Abgrenzungsprobleme. Geht über ihre Grenze. Überlastet sich für andere, dadurch Unterdrückung der Gefühle.

* Ich funktioniere gut. * Ich brauche ein gewisses Maß an Stress.*
* Ich dachte, ich bin stark und helfe der Schwester, ich dachte, ich schaffe das alles.*
* Andere haben eine gesunde Grenze. Ich bin belastbar bis zum Geht-nicht-mehr, dann kommt der große Knall.*
* Ich bin nur bis zu einer gewissen Grenze offen.*

- Ich komme mir dann eingesperrt vor wie in einem Kasten, ...es sind mehr Mauern, die zu hoch sind....es ist eine <u>Umgrenzung</u>, ich war auch lange im Brutkasten, vielleicht daher.
- Ich habe auch die Tendenz zur Weite und zur Landschaft, zur <u>grenzenlosen</u> Landschaft.*
- Vergewaltigung.# ($\Rightarrow$ Grenzüberschreitung)

Etymologisch ist SEPIA abgeleitet von <u>Sepium = Zaun, Hecke</u>, also Grenze setzen. Interessant ist in diesem Zusammenhang, dass Bryonia, die Zaunrübe als das klassische Akutmittel von Sepia gilt.
Überlastung: Eine Sepia legt im Schnitt knapp 900 Eier. Sie stirbt wenige Tage nach der letzten Eiablage.

Muss tun oder tut, was sie nicht tun will.

- Meint er schreibt richtig, schreibt aber falsch.#
- Was soll er mit dem vielen Wasser im Magen, trinkt aber mehr. Das Wasser hat recht bekommen.#
- Er denkt Dinge, die er nicht denken will, nimmt sich zu tun vor, was wider seine Absicht ist.#
- Ich mache alles, weil es getan werden muss. Lustlos*
- Hin und her gerissen: würde gerne von Musik leben, das kann ich jedoch nicht mit der Familie vereinbaren. Hin und her gerissen zwischen **Sicherheit für die Familie und dem, was ich will**.*

Wird das Weibchen vergewaltigt, reagiert es mit den selben Verhaltensmustern wie bei einer normalen Balz, es kommt zur Paarung. (Muss sich fügen !)

Stark beeindruckt durch Krankheit.

- Muss sich festhalten um nicht zu schreien wegen leichter Krankheit des Freundes.#
- Kummervolle Gedanken über ihre Gesundheit, bekäme Auszehrung....#
- Ich habe Angst vor einer tödlichen Krankheit.*

91

Tod : Angst vorm Tod.
Tod von Freunden; kann nicht trauern.

- Angst vorm Tod, diese Ungewissheit.* Todesangst bei der Entbindung.* Todesangst mit Herzsymptomen nachts.*
- Der Tod steht am Ende und Nichts, nur Leere, abends im Bett (seit der Entbindung.)*
- Der Tod von Menschen ist das Schlimmste, ich konnte nicht weinen.*
- Vater verloren mit 13,....kein Gefühl dazu, ich habe viel verdrängt, fiel in Ohnmacht in der Kirche beim Knien, damals.*
- Ihr Tod war für ihn (Kind) massiv, er hob alles von ihr auf, das darf man nicht wegwerfen.*

Wenige Tage nach der letzten Eiablage sterben die weiblichen Sepien. Der Altersabbau geht schnell, innerhalb weniger Tage. Die Arme werden verkrümmt gehalten, die Haut wird bläulich opak. Kopf und Tentaklen hängen, der Tod tritt ein.

Herz und Kummer. Kann nicht weinen.

- Kann nicht weinen und trauern über den Tod eines geliebten Menschen, infolge Herzklopfen, Herzrhythmusstörungen und Todesangst mit Herzbeschwerden.*
- Ich hatte keine Trauer,...war überfordert,.....ich habe es nicht wahr genommen.*
- Herzrasen, seit Patenkind ermordet wurde und Enkelkind tot im Bett lag, kann nicht weinen.*

⇒ Herzbeschwerden nach unterdrückter Trauer scheint tatsächlich ein Sepia-Leitsymptom zu sein.

Kinder - besorgt und Angst um die Kinder.

- Angst, mein Sohn zieht sich was Schlimmes zu, ich höre ihn schreien, obwohl er nicht schreit.*
- Unser Pfarrer nahm Pflegekinder auf, das fand ich gut.*
- Größte Angst, es passiert meinen Kindern was Schlimmes. Das Enkelkind lag tot im Bett. Das Patenkind wurde ermordet.*
- Träume wie der Kleine tot da liegt. (Verarbeitung).*

- Er erzählt Tage von einer Sendung, da starb ein Kind an einer Krankheit.*

Die Eier werden mit Tinte (=Sepia-Urtinktur) umgeben und schützen das Embryo.
Eine besondere Attraktion auf ablegebereite Weibchen üben bereits hängende Eier aus, sie werden wiederholt angeblasen, so dass sie sich im Wasserstrom bewegen. Das neue Ei wird fast immer neben bereits hängende Eier platziert. Schon Tage vor der Eiablage sucht und prüft das Weibchen die Ablagestellen.

Schwangerschaft und Entbindung machen Beschwerden.

- Todesangst bei Entbindung = Schlimmstes im Leben.*
- Den einen Arm muss ich mit dem anderen hochheben, so wenig Kraft im Arm, morgens beim Erwachen. (wie abgestorben seit Entbindung)*
- Zahnschmerz während Schwangerschaft.* Wehwehchen seit letzter Entbindung.*

Der Tintenbeutel wird ausgeschnitten und in der Sonne getrocknet. Uterusbezug. Resektion.
⇒ Das Muttertier stirbt kurz nach der letzten Eiablage.

Fallen von einer Leiter oder Treppe, in die Tiefe.

- Schreckhafter Traum, als falle sie von einem hohen Berge herab.#
- Ich fiel von einer hohen Klippe, einer Steilklippe herunter. (Traum)*
- Gefühl, wie in ein schwarzes Loch zu fallen bis hin zu Selbstmordwunsch.*
- Ich bin mit 4 Jahren von einer Leiter gefallen. (schlimmes Erlebnis).*
- Ich träume oft, ich gehe Treppen runter, es geht gerade runter, ich stürze und komme nie auf, es ist ein endloser Fall.*
- Ich bin immer gerne eine hohe Treppe runtergesprungen (früheste Erinnerung).*

Gleichgültig gegen alles bis zur Selbstentleibung.

- Es ist mir egal, was passiert.#
- Gleichgültig gegen alles, kein Lebensgefühl, teilnahmslos, apathisch.#
- Wirft sich aufs Bett und bleibt, ohne zu essen, den ganzen Tag liegen.#
- Lebensüberdruss, erträgt ihr elendes Dasein nicht.#
- Ich bin lustlos und müde, mache alles nur weil es getan werden muss. Bin gleichgültiger bei Trauer und Freude.*

Depression - ein schwarzes Loch mit Übelkeit.

- Depression, anflugartig, eine kurze Welle. Es ist nicht richtig zu fassen. Früher bin ich in ein schwarzes Loch gefallen. Am ehesten ein leichtes Übelkeitsgefühl.*
- Mir ist richtig schlecht, es kommt plötzlich. Die Übelkeit kommt von der Psyche, ich weiß nicht, woher es kommt, ich merke es nicht vorher.*
- Ich komme mir vor, als säße ich in einem Loch, könnte raus und wollte aber nicht.#*

Die Sepia vergräbt sich und stößt dunkle Tinte aus.

Abneigung Gesellschaft, will nicht sprechen und angesprochen werden. Trost agg. Untröstlich.

- Wird verfolgt, muss rückwärts gehen.#
- Sie wünscht allein zu sein und zu liegen mit geschlossenen Augen.#
- Will nicht angesprochen werden oder sprechen, Angst, angesprochen zu werden oder zu sprechen. Grämliches Gemüt und heimlicher Ärger.#
- Gereizt von allem und allen.#*
- Über gewisse Sachen spreche ich mit niemandem, unter keinen Umständen.*
- Ich kann keinen Trost leiden.* Trost blocke ich ab.*
- Kummer, ich kann selbst nicht reden, ich kann es nicht, ich kann es nicht...*

Rückstoßflucht des Tieres. Vergräbt sich im Sand. Tarnt sich, passt sich den Umgebungsfarben an. Lebt am Meeresboden. Nachtaktiv. Jungtiere leben in der Gruppe zusammen und haben dann eine gemeinsame Farbentracht, die sich ändert, sobald sie beginnen, sich zu vergraben.

Bedrohungsgefühl.

- Träume von Mord, Verfolgung, Kampf mit Gespenstern. Notzucht.#
- Fühlt sich geplagt und geärgert von allen um sie herum.#
- Er kam, trat die Tür ein und wollte uns verprügeln. Wir hatten uns eingeschlossen.*
- Ich war immer schwächer und kleiner und hatte das Gefühl, dass man sich nicht wehren kann, er hat mich so erdrückt.*

Raubtier. Tarnt sich, greift aus dem Hinterhalt an. Verfolgt die Beute. Fangarme schießen heraus und packen die Beute.

Heimweh

- Kleiner Junge muss täglich aus dem Urlaub Zuhause bei der Oma anrufen.*
- "Heimweh" nach dem Vater, der auf Montage ist.*
- Rubrik: Heimweh. (Kent.)

Sepia kehrt immer wieder in dieselbe Fanggrube zurück. Sehr ortstreu.

Problem mit dem körperlichen Dasein.

- Traum: Der Körper ist verunstaltet. Gefühl eines elenden Dasein. Selbstentleibung.#

Schweben, Fliegen, Singen und Tanzen, Heiterkeit.

- Singen, fühlt sich fröhlich. Rep.: TANZEN. Gefühl von Schweben.#
- Gerne Tanzen**. Er singt gerne und gut.*
- Hatte nach den Narkosen utopische Träume vom Weltall, ich bin irgendwo geschwebt...Ich hatte mich mit ET getroffen im Weltall, es waren auch viele Wolken dazwischen. Er lachte so und brachte mich zum Lachen. Alles war locker und leicht und ich war fröhlich und habe nur gelacht und habe ET gerufen.*
- Ich bin ganz fasziniert vom Weltall, was über mir ist, die ganzen Planeten, es interessiert mich, ob es da noch etwas gibt, ob sie uns sehen. Es kann ja wohl nicht nur auf der Erde Lebewesen geben.*

Die Schale wird den Singvögeln als Wetzstein in den Käfig gehängt. Gas in der Kammerung lässt die Sepia im Wasser schweben. Balzverhalten wie Vögel. Farbig. Ausgeprägtes und verhältnismäßig hochentwickeltes Liebesspiel. Viele soziale Verhaltensmuster.

Buntes Farbspiel, wechselnde Farben, wechselnde Stimmung.

- Träume von Farben, Papageienvögeln, von tiefblauen und roten Flocken, die Waden einer Freundin sind blau.* (verschwand nach Arznei.)
- Rep.: Sehen - Farben vor den Augen - bunt gescheckt, buntscheckig ⇒ Sepia zweiwertig.#
- Im Repertorium hat Sepia knapp hinter Phosphor am meisten Einträge bezüglich Farbigkeit!
- Ich bin sehr wechselhaft, heute so, morgen so.*
- Rep.: Allg. - widersprüchliche, sich abwechselnde Zustände. (2).

Der Tintenfisch ist unterseits leuchtend blau oder grünlich schimmernd. Seine Arme werden von lebhaftem Farbspiel überlaufen, besonders während der Paarungszeit. Das Ausgangspräparat, die Tinte wird als Farbe benutzt.

Meer verbessert alle Symptome. Wohlgefühl dort.

- Ich liebe das Meer und die Sonne, mir geht's dort supergut.*
- Am Meer geht es mir gut, ich muss Sonne tanken.*
- Tauchen ist mir unheimlich.*
- Ich mag die Nordsee.*

Meerestiere.

- Verlangen nach Fisch,**. Abneigung Fischgeschmack.*
- Gerne Krabben und Meerestiere.* Er isst leidenschaftlich Calamares*. Früher Vorliebe für Muscheln und Krabben bis er Keuchhusten bekam.* Salze nach.*
- Abneigung Austern**, rohe Muscheln und Sardellen. Schleimiges**. Meerestiere allg.*
- Ich möchte nicht mit Meerestieren in Berührung kommen, die sind glitschig.*

Die Sepia ist ein Raubtier und ernährt sich von Meerestieren wie Krebsen, die sie im Ansprung mit 8 Armen packt und betäubt. Sie gräbt sich dann ein, um sie zu verzehren. Garnelen und Fische werden nach kurzem Zielen von den vorschnellenden, langen Fangtentakeln ergriffen. Manche Beute wird zuerst beschlichen. Jedes Angriffsmuster geht mit einem bestimmten Farbenspiel auf dem Körper einher, meist eine Verfärbung während des Zielens. Mit Hilfe von Schleim wird das Opfer gelähmt. Nach dem Verspeisen erfolgt eine ausführliche Munddusche.

Mann - Frau Verhältnis

- Traum von drohender Vergewaltigung (Kent).
- Abneigung gegen den Ehemann. Gegen Männer...(Kent).

Ein besonderes Paarungsschema leitet das Liebesspiel ein. Die Werbung des Männchens ist dem Drohverhalten ähnlich, im Unterschied dazu schwimmt es jedoch seitlich neben dem Weibchen in voller Balztracht. Zur Werbung des Weibchens gehören u.a. : Öffnen der Pupillen, Rot- oder Grünfärbung der "Augenbrauen"; dunkle Augenumrandung und Zebra-Musterung.

Wenn das Weibchen noch nicht vollständig geschlechtsreif ist, flieht es durch einen Rückstoß und Tintenausstoß vor dem Männchen. Dabei verletzt es sich oft tödlich. Es flieht sogar, wenn es das Männchen verschreckt und vergräbt sich im Sand.

Bei der Paarung streichelt das Männchen oft den Kopf und Rücken des Weibchens.

Die entscheidende Geste zur Bindung ist ein aufleuchtender Signalfleck.

Bei der Begattung ergreift das Männchen das Weibchen von der Seite her, dicht hinter dem Kopf, es kommt häufig zu Vergewaltigungen (?). Die Übertragung der Spermatophoren geschieht mittels eines Armes. Die Tiere trennen sich nach 3-9 Minuten. Dann beginnt sofort die Reinigung mit Wasserstrahlen, worin das Weibchen sehr ausdauernd sein kann.

Es erfolgen mehrere Begattungen täglich bei einem Paar. Nicht alle Versuche des Männchens führen zum Erfolg, sie werden manchmal in "aller Freundschaft" abgewiesen, ohne dass es zu Vergewaltigungsversuchen kommt. Die Paarbildung dauert mehrere Tage.

Besonderheiten: bedrängte schwache Männchen zeigen weibliches Verhalten gegenüber stärkeren Männchen.

Biologische Einordnung und neue Arzneimittel

Ich möchte an dieser Stelle eine biologisch systematische Einordnung von Sepia officinalis anfügen. Viele Homöopathen mögen den Eindruck haben, es gäbe nur eine Art Tintenfisch. Das ist natürlich nicht so. "Unsere" Sepia ist eine von ca. 750 Arten, die zur Klasse der Tintenfische oder Kopffüßer gehören. Nach Ansicht einiger Biologen macht diese Tiergruppe quantitativ ca. 50% der Tierwelt im Meer aus!

Da wir die homöopathischen Sepiathemen nun recht genau kennen, stellt sich die Frage, welche Themen denn spezifisch für die Art Sepia officinalis sind und welche mehr allgemeine Themen der Tintenfischfamilie sind.

Das lässt sich in erster Näherung anhand der biologischen Daten auch ohne Prüfung recht gut ermitteln. Ein solcher Überblick kann zu genaueren Verschreibungen verhelfen.

Ich möchte an dieser Stelle ein Beispiel konstruieren: Nehmen wir eine Patientin an, die unter Depressionen und Schwäche nach Entbindung leidet, alles hängen lässt und im Angesicht ihres Neugeborenen plötzlich über den Tod nachdenkt. Das Repertorium führt uns zu Sepia, aber die Patientin hat keine erkennbare Neigung zum Rückzug, sondern wie auch sonst ein starkes Verlangen nach Gesellschaft. Sie liebt Partys, ist schwärmerisch und trägt auffallend bunte Kleidung und erwähnt gar, sie sei ein Herdentier.

Was nun ? Wie wäre es mit einem Kalmar ?

Dieser Tintenfisch lebt in Schwärmen, vergräbt sich nie, ist noch bunter als Sepia officinalis und stirbt direkt nach der Eiablage im ganzen Schwarm, ein wirkliches Massensterben. (Damit rückt der Kalmar sicherlich auch in die Nähe von Bambusa, wo eine Generation nach der weltweiten Blüte ausstirbt.)

Dieses *Konzept der verfeinerten Verschreibung* ist ja bereits von Spinnen- und Schlangenarzneien bekannt und ebenso bei unbekannten mineralischen Verbindungen erprobt (calc-bromatum, zincum-sulf,..).

Ich finde, es wird sowieso langsam Zeit, dass die Homöopathenschaft ihre Isolation aufgibt und Anschluss sucht an die anderen Naturwissenschaften, die Einiges zu bieten haben. (Es ist auch einfach peinlich, wenn bei Seminaren Spinnentiere als Insekten dargestellt werden u.ä.).Umgekehrt hat die Homöopathie durch ihr spezielles Forschungsinstrument, die VERINNERLICHUNG des Naturprinzips durch Arzneiprüfung, eine interessante Möglichkeit zu bieten, Wissen von unbekannten Prinzipien zu erlangen.

Oberflächliches Wissen bringt meist nur eine Bestätigung der Vorurteile und führt dann zur Ablehnung des sogenannten Signaturansatzes. Die Signatur zu beachten, bedeutet für mich erst einmal auch Informationen über die Arzneisubstanz und deren Natur zu nutzen. Oft versteht man mit diesem Wissen die Patienten und die Arzneiprüfungen viel tiefer und erkennt Prinzipien viel klarer.

Mit homöopathischem Verständnis ein Biologiebuch aufzuschlagen ist eine lohnenswerte Sache, man muss sich aber erst daran gewöhnen. Das ist mit unserer Arzneimittellehre ja nicht anders. Genauso versteckt stehen die Prinzipien auch in den Biologie- und Chemiebüchern. Das wird erst richtig interessant, wenn man sich ganz tief hinein begibt.

Solch platte Aussagen wie *bei allen Tieren geht es um Konkurrenz* sind wirklich nutzlos und falsch. Es gibt viele Tiere, die nicht konkurrieren und viele Pflanzen, die dagegen einen extremsten Konkurrenzkampf führen.

Am interessantesten ist es, sich mit Biologen zusammenzusetzen und gezielt zu fragen; erst dabei habe ich verstanden, welch unendliches Reservoire an Problemlösungen und Prinzipien die Natur zu bieten hat.

Die biologische Einordnung der Sepia officinalis

Es ist keineswegs so, dass die Biologie ein klares und unumstrittenes Ordnungssystem hätte. Es ändert sich ständig etwas, und es gibt viele sinnvolle Ansätze zu ordnen, die noch keine Lehrmeinung sind. Die Biologie ist mindestens so zerstritten wie die Homöopathie. Ich benutze hier der Einfachheit halber die gängige Lehrmeinung.

Das Tierreich teilt man ein in ca. 20 Stämme.
Die Mollusken oder Weichtiere sind ein Stamm davon.
Man untergliedert diese in die Unterstämme Stachelweichtiere und Schalenweichtiere, welche sich wiederum in verschiedene Klassen und Unterklassen aufgliedern.
So gehört zum Beispiel die Austernfamilie zur Klasse der Bivalvia, also der Weichtiere, die zweiteilige Klappenmuscheln besitzen.

Die Sepia gehört zur Klasse der Kopffüßer oder Tintenfische, die sich aufspalten in die zwei Unterklassen
- Neutintenfische mit zwei Kiemen ($\Rightarrow$ Sepia u.a.)
- Alttintenfische mit vier Kiemen ($\Rightarrow$ Nautilus).

Bei den Neutintenfischen gibt es zwei wesentliche Ordnungen:
- die Zehnarmigen mit zwei Unterordnungen ($\Rightarrow$ Sepiaartige und Kalmare)
- die Achtarmigen ($\Rightarrow$ Oktopusartige)

Die Unterordnung der Sepiaartigen unterteilt man in 4 Familien. Eine davon ist die Familie der Sepiidea mit zahlreichen Arten, u. a. endlich "unsere Sepia".

Wirklich starke Unterschiede erkennt man zwischen den

- *Nautilusarten*, den Urtieren dieser Klasse mit noch lebenden 6 Arten, die untereinander so ähnlich sind, dass sie meist nicht unterschieden werden.
- *Sepiaartigen* mit etwa 150 Arten.
- *Kalmaren* mit etwa 400 Arten.
- *Oktopusartigen* mit etwa 200 Arten.

Aus diesem Gedanken heraus habe ich mich entschlossen unserem Arzneimittelschatz aus den anderen 3 Gruppen je eine Art hinzuzufügen.
Ohne fachkundige Hilfe wäre es mir nicht gelungen die genaue Art zu identifizieren. Die einzelnen Präparate sind erhältlich in der Apotheke von Mag. Robert Münz in Eisenstadt, Österreich.

Adresse: *Mag. Robert Münz*
Hauptstraße 4
A-7000 Eisenstadt
Österreich
Tel: 0043-2682-626540
Fax: 0043-2682-62654-72

Der Nautilus

In vielen Tierklassen gibt es so etwas wie *lebende Fossilien*, also
übriggebliebene, wenig veränderte Nachfahren von meist ehemals viel
größeren Arten, die in früheren Erdzeitaltern einmal "das Sagen hatten".
So ist es auch beim Nautilus. Er lebte schon bevor die Entwicklungsreihe
der Säugetiere entstanden ist.

Wir kennen das auch von Limulus, der Königskrabbe, die eigentlich ein
Spinnentier ist, und ebenso von Lycopodium, dem kleinen Farn, dessen
Vorfahren einmal baumhoch waren. Meine Erfahrungen zeigen mir, dass
Limulus-Patienten ähnliche Gefühle wie Lycopodium-Patienten
aufweisen, nämlich das Gefühl mit Neuem und Fremden nicht so schnell
klar zu kommen und die Angst nicht zu schaffen, was man sich
vorgenommen hat. Voreilig drängt sich die Vermutung auf, dass vielleicht
alle diese lebenden Fossilien eine Lycopodium ähnliche Struktur besitzen,
eben ein Gefühl nicht adäquat für die moderne Zeit gerüstet zu sein.

Der Nautilus ist ein kaum veränderter Nachfahre der primitiven
Tintenfische des Erdmittelalters, die bis zu 2 Meter große Schalen hatten -
heute manchmal als versteinerte Ammoniten zu sehen. Die äußere Schale
sieht auf den ersten Blick aus wie ein Schneckenhaus, symmetrisch und
spiralig gewunden. Das Tier kommt aber nie aus der Schale
herausgekrochen, wie die Schnecken, sondern sitzt im äußeren letzten Teil
der Windung, in der Wohnkammer, wie in einem Boot. Es wird daher
auch als *Schiffsboot oder Perlboot* bezeichnet. Die ganze Schale ist
gekammert und nur in der letzten Kammer wohnt das Tier. Die Kammern
entstehen dadurch, dass das Tier sich im Laufe seines Wachstums
spiralförmig von innen nach außen immer größere Kammern baut und die
nun zu klein gewordene Wohnung mit einer Kammerwand verschließt. In
dieser "Wachstumsspirale" werden die Kammern zunehmend geräumiger.
Auf diese Weise entstehen bis zu 36 Kammern. In jeder Kammerwand ist
ein kleines Loch, das Schalensipho. Es ist die Mündung einer Röhre, die
längs der Spirale jede Kammer durchzieht bishin zur Ursprungswohnung.
Die Kammern sind mit einem Gasgemisch gefüllt, überwiegend
Stickstoff, was für Druckausgleich und Schwimmbewegung des Tieres
wichtig ist.

Die *Augen* sind primitive Grubenaugen ohne Linse, so dass scharfes Sehen nicht möglich ist.

Kiemen und Herzvorhöfe sind vierfach angelegt.

(Auch die "modernen" Tintenschnecken, wie Sepia besitzen mehrere Herzen, ein zentrales und 2 zusätzliche an den Kiemen. Das ist nötig, um das Blut sauerstoffreich genug ins Gehirn zu pumpen. Tintenfische nutzen Kupfer im Blut als Sauerstoffbinder. Dieses blaue Blut kann nicht so viel Sauerstoff aufnehmen wie zum Beispiel das rote, eisenhaltige Blut.)

Tentakeln sind in noch großer Zahl (96) vorhanden, ähnlich den Seeanemonen. Sie besitzen noch keine Saugnäpfe, sondern ein Vorläuferprinzip. Sie haben an den vielen Armen Haftpolster mit klebrigem Sekret zum Beutefang.

Die vier oberen Tentakeln sind verbreitert und bilden die sogenannte Kopfkappe, die die Schale verschließt, wenn sich das Tier zurückzieht.

Unter den Augen stehen die sogenannten Augententakeln ab, die Riechorgane, ähnlich den gestielten Schneckenaugen.

Der Nautilus besitzt auch noch keinen *Tintenbeutel*.

Der *Trichter* ist nur unvollkommen entwickelt, so dass eine schnelle Fortbewegung nicht möglich ist.

Der Nautilus lebt in 400-700 m Tiefe in einem kleinen Gebiet im Westpazifik, zwischen Molukken, Philippinen und Fidschi-Inseln. Nachts taucht er auf bis ins Obenflächenwasser.

Äußerst ungewöhnlich und eigentümlich ist die *Schwimmbewegung des Nautilus.*

Er benutzt dazu die Gesetze von Archimedes über das spezifische Gewicht und reguliert den Auf- und Abtrieb willentlich, als hätte er ein Physikbuch studiert. Den Großteil der Schale hat der Nautilus mit Gas gefüllt, welches einen konstanten Druck von 0,91 atm. behält. Das ist in 500 m Tiefe durchaus eine Leistung. Das spezifische Gewicht des Tieres inklusive der Gasblase entspricht dem des Umgebungswassers, so dass der Nautilus im Wasser schwebt und ein hydrostatisches Gleichgewicht erreicht, wie ein austarierter Taucher. Möchte das Tier absinken, so drückt es sich fest in die Schale hinein und komprimiert damit das Gas in der Schale. Dadurch nimmt das Volumen des ganzen Tieres ab, und es wird gegenüber dem Umgebungswasser schwerer und sinkt nach unten. Der

Taucher erreicht dasselbe, indem er Luft aus der Tarierweste lässt und dann absinkt. Genauso ist das beim Ballonfliegen, lässt man das leichte Gas aus dem Ballon, so sinkt er tiefer, pumpt man welches hinein, so steigt der Ballon nach oben.

Entspannt sich der Nautilus und lässt das Gas sich ausdehnen, steigt er hoch und kann sich dann durch die Trichter fortbewegen. Ein derart wirkungsvoller hydrostatischer Apparat ist für wirbellose Tiere einzigartig. Wahrscheinlich ist dies das Erfolgsrezept des Nautilus, so dass er trotz der wuchtigen Schale so manövrierfähig ist und all die Erdzeitalter überlebt hat.

Mit homöopathischem Blick fällt auf, dass der Nautilus, wenn er sich zurückzieht, indem er auf den Boden absinkt und die Kappe schließt, unter muskulärer Anspannung stehen muss um nicht nach oben zu schweben. Eine gewisse "Anspannung der Muskeln im Schlaf" ist notwendig.

Seine Haltung beim Schwimmen ist horizontal, die Kappe ist angehoben und die Tentakeln schauen heraus. Damit kann das Tier auch lenken. Hauptsächlich steuert es sich allerdings durch die Stellung der Trichter, die als Antriebsdüsen dienen, wenn man so will. Seinen Weg findet das Tier sozusagen nach dem "trial and error" Prinzip, stößt es irgendwo leicht an, dann lenkt es entsprechend. Man bedenke, dass man in 500 Metern Tiefe nicht mehr von Sicht sprechen kann. Es ist also mehr ein "Blinde Kuh Spiel". Kennt der Nautilus die Umgebung, stößt er seltener an.

Die *Nahrung* ist ähnlich der anderer Tintenfische, also Würmer, Krebse, Weichtiere, und kleine Fische. Vor allem ernährt er sich von Tiefseekrabben. Auch der Schnabel zum Zerkleinern der Nahrung ist bereits vorhanden. Das Gefressene wird erst im Kropf gespeichert und dann in kleinen Portionen sehr langsam verdaut.

Über die *Fortpflanzung* ist bis jetzt wenig bekannt. Die Paarung dauert länger als eine halbe Stunde, und die vielen Arme sind in einander verschlungen. Die Eier werden irgendwo angeheftet, wie bei der Sepia bereits beschrieben.

Ein *Farbwechsel* tritt beim Nautilus noch nicht auf, nur die Kappe ist bunt, sie ist bestreut mit bräunlichen und gelben Farbtupfen; das ganze Tier ist bräunlich gestreift auf weißer bis opaquer Grundfarbe. Der

Nautilus hat in seiner natürlichen Umgebung keine Feinde, da er durch seine Schale gut geschützt ist. Manche Inselbewohner essen sein Fleisch. und die Schale ist als Trink- und Schöpfgefäß, Blumenvase und als Öllampe gefragt.

Die Öllampen werden manchmal künstlerisch bearbeitet. Die obere Schalenschicht wird entfernt, und in die drunterliegende Perlmuttschicht (deshalb *Perlboot*) werden Motive mit Nadeln eingeritzt.

Diese Perlboote sind leider beliebte Souvenirs und haben schon an einigen Orten zum Aussterben des Nautilus geführt.

Vergleich mit den Sepiathemen

Vergleicht man die Nautilusprinzipien mit den Sepiathemen, sieht man bestimmte Bereiche stark besetzt, andere gar nicht.

- Stark und charakteristisch ist das Thema *Schweben und Fliegen* ausgeprägt, damit einhergehend wahrscheinlich auch das Thema *Tanzen und Singen*. Unsere Sepia besitzt dieses Prinzip nur in Form des mit Gas gefüllten Schulpes, den sie zum Schweben benutzt.
- Natürlich ist das Thema *Meer, Tauchen, Meerestiere essen* vorhanden.
- Das Thema *Rückzug und sich vergraben* stellt sich mehr als ein *sich verschließen und abtauchen* dar (vergl. die Auster = Calcarea)
- Das Thema von *nicht wahrnehmen, Trübsinn, Tinte* und *im Nachhinein zu reagieren* ist kaum besetzt, es ist mehr ein Thema von *blinde Kuh*. Weder Auge noch Tinte sind entwickelt.
- Wenig ist auch das Thema *Bedrohung und Raubtier* ausgeprägt, da das Tier gut geschützt ist und keine Feinde hat, außer dem Menschen.
- Die *Farbigkeit* ist als Prinzip bereits angelegt, jedoch kann das Tier die Pigmentzellen der Kappe nicht willentlich steuern.
- Über Sexualität und Tod nach Eiablage ist leider nichts bekannt, so dass man zu diesen Themen keine Aussage machen kann.

Insgesamt sind die starken Sepiathemen von Depression, sich vergraben, schwarzes Loch, Trübsinn, Probleme mit der Abgrenzung kaum besetzt, während eher Randthemen, wie Schweben, Fliegen, Tanzen und Meerbezug stark ausgeprägt sind. Wobei man erwähnen muss, dass die Sepiafamilie die einzige Tintenfischfamilie ist, die das Nautilus-

Schwebeprinzip noch so deutlich aufweist. Im Sepiaschulp kann man sogar noch die Kammerung erkennen.
Bedenkt man die Nähe von Calcarea carbonica zu Sepia officinalis, so ist der Nautilus bestimmt in der Mitte dieser beiden Weichtiere zu finden.

Immer wieder interessant ist es den Namen zu untersuchen, den eine Arznei bekommt. Man sieht dies auch bei der Sepia, was Zaun bedeutet, und tatsächlich hat sie ein großes Problem mit der Abgrenzung.
Um ein populäreres Beispiel zu benutzen, *Ignatia*, "Ind*ignatia*" wäre auch recht treffend. Moralische Entrüstung und eben Ind*ignati*on ist ein zentrales Element von Ignatia. Man könnte solche Beispiele als Eselsbrücken bezeichnen, aber nicht lange, denn man merkt nach einiger Zeit, dass in der Sprache eine tiefe Wahrheit liegt.
Nautilus kommt vom gleichen Wortstamm wie Nautik = die Schiffahrtskunde; ein Nautiker ist ein Seemann, der ein Schiff navigieren kann. *Nautilus* wurde das erste U-Boot getauft, das der Erfinder Robert Fulton entwarf und im Jahre 1800 der französischen Regierung verkaufen wollte.
Sir George Hubert Wilkins scheiterte 1931 beim Versuch mit seinem U-Boot *Nautilus* den Nordpol zu erkunden. 1958 klappte es, das erste U-Boot durchquerte das Nordpolarmeer von Alaska nach Grönland, die *USS-Nautilus,* das erste nukleargetriebene Unterseeboot. Es ist seit 1985 als Nautilusdenkmal im New London Museum ausgestellt. Schon Jules Vernes Kapitän Nemo erforschte die Weltmeere während seiner 20000 Meilen langen Reise durch das Meer. Aber das verblasst natürlich im Angesicht des Nautilus selbst, der schon vor 150 Millionen Jahren zu Zeiten des Archäopterix die Weltmeere mit seinem U-Boot durchquerte.
Ich möchte diese Hinweise gar nicht interpretieren, ich weiß nur aus Erfahrung, dass diese Nebeninformationen zuweilen entscheidend sind für die Arzneimittelfindung.
Verwandt ist auch das Wort *Nau*-sea = Übelkeit. Der Nautilus ist bei Wellengang verloren, dafür ist er nicht geeignet, und man kann sich vorstellen, um welche Übelkeit es gehen könnte.

Das homöopathische Präparat ist aus der Schale des Nautilus-Unterseebootes hergestellt und heißt einfach **Nautilus**. Ich konnte die spezielle Nautilus-Art nicht bestimmen, doch tun dies Biologen auch nicht, weil keine wesentlichen Unterschiede zwischen den sechs Arten bestehen.

Der gemeine Krake, Oktopus vulgaris
(= Polypus Oktopus, Oktopus)

Er gehört zu der Ordnung der Octopoda, den achtarmigen Tintenfischen, den eigentlichen Kraken. Mit dem Wort Krake werden im Volksmund die Seeungeheuer verbunden, die angeblich schon ganze Schiffe nach unten gezogen haben. Eigentlich können so etwas nur Riesenkalmare vollbringen, eine biologisch andere Ordnung der Tintenfische. Kraken sind auch von ihrer Lebensweise her gar nicht zu solchen Taten geneigt und greifen uns Menschen nur selten mal an - wenn sie sich bedroht fühlen oder aus Neugierde. Sie sehen uns nicht als Opfer an.

Der gemeine Krake ist glücklicher Weise sehr gut untersucht, da er sich im Aquarium halten lässt.

Er wird bis zu 3 Meter lang, wobei die Arme 2 Meter Länge erreichen können.

Kraken sind vornehmlich Bodentiere, sie kriechen auf dem Boden entlang. Sie strecken dazu ihre Arme aus, haften sich fest und ziehen den restlichen Körper nach. Die Körperhaltung ist dabei meist zur Seite geneigt, und der Kopf ist nach oben gerichtet.

Sie können sich auch durch sogenanntes *Stelzen* oder Laufen fortbewegen. Der Körper wird dabei abgehoben und zeigt nach vorne, und das Tier stakst auf eingerollten Armspitzen vorwärts. Es sieht aus, als rolle es sich auf den Armen nach vorne.

Zur Flucht oder auch zum Angriff wird wie bei der Sepia der "Düsenantrieb", die Trichter, eingesetzt. Sieht ein Oktopus etwas auf sich zukommen, was auch ein Angreifer sein könnte, fixiert er es nicht nur mit den Augen, sondern auch mit den Düsen, um im Ernstfall schnell flüchten zu können. Er kann auch eine Tintenwolke ausstoßen, die einen Tintenfisch vortäuscht. Der Angreifer beißt dann ins Leere, derweil der Krake schon geflüchtet ist. Der Oktopus besitzt keine Tintenart, die gänzlich das Wasser eintrübt, wie die Sepia es kann. Allerdings verwirrt die Tintenwolke den Geruchssinn seiner natürlichen Feinde, Aal und Muräne. Sein Hauptfeind jedoch ist der Mensch, der die Kraken in Küstennähe mit Harpunen und Stangen so gejagt hat, dass sie dort fast ausgestorben sind.

Verfolgt der Krake einen Krebs, schwimmt er dazu rückwärts über ihn und stürzt sich mit ausgebreiteten Armen auf ihn. Es sieht wirklich ähnlich wie eine Raubkatze aus, die ein Tier reißt.

Der Oktopus geht nur nachts auf Jagd. Er tastet alle Verstecke unter Steinen und in Felsspalten ab und zieht die verborgenen Tiere heraus. (Vor allem Krebse, Muscheln und Fische, auch Aas.)

Zum Töten der Beute wird diese ergriffen und Gift aus den Speicheldrüsen über das Opfer gesprüht. Das Gift tötet bei Kontakt mit den Kiemen. Bei Krebsen wird der Panzer mit dem Schnabel geknackt und Verdauungssaft in das Tier hineingepresst. Wenn es angedaut ist, saugt der Oktopus es aus, denn sein Schlund ist sehr klein und er muss deshalb seine Nahrung vorverdaut zu sich nehmen. Das erinnert teilweise an die Spinnentiere, die ähnlich verfahren (und ebenfalls 8 Beine besitzen). ”Unsere Sepia” knackt zwar auch den Panzer mit dem Schnabel, aber frisst dann alles mit Stumpf und Stiel und verdaut nicht extern. Nach dem Mahl verstreut der Oktopus die übriggebliebenen Kalkschalen von Muscheln und Krebshüllen massenhaft um seinen Bau. In diesem versteckt er sich tagsüber.

Meistens liegt er in einer Felsspalte oder einer Höhle. Er hat ein ausgesprochenes Revierverhalten und findet von über 50 Metern Entfernung zurück zum Bau, auch ohne Sicht. Ungewöhnlich und eigenheitlich ist die Angewohnheit als Versteck ”Burgen” zu bauen. Umherliegende Steine werden zusammengetragen und zu einem Wall aufgetürmt, mittendrin sitzt dann der Krake. Größere Tiere können kilogrammschwere Steine hinter sich herschleppen. Beim Tauchen übersieht man die Burgen leicht, weil von dem Kraken meist nur die beiden Augen aus dem Steinhaufen herausschauen. Man kann diese Bauwerke schon in Ufernähe beim Schnorcheln leicht finden und betrachten.

Ist dem Kraken eine Höhlenöffnung zu groß, wird diese zuweilen nachträglich mit ein paar Steinen zugemauert, damit das Versteck optimal ist.

Steine sind ein richtiges Werkzeug für den Oktopus, manchmal belauert er eine geöffnete Muschel und steckt geschwind ein Steinchen zwischen die beiden Klappen.

Es kommt sogar vor, dass der Oktopus gegen Angreifer Steine aufnimmt. Kommt es zum Kampf, sind seine Hauptwaffen die kraftvollen Arme, die einen ausgewachsenen Hummer mittendurchreißen können. Er beißt aber auch zu im Kampf.

Die Fortpflanzung verläuft wesentlich distanzierter als bei der uns bekannten Sepia, bei der sich das Paar mit allen 20 Armen umschlingt. Dieses Schauspiel mit all dem Farbflimmern wirkt (für den Beobachter zumindest) recht stürmisch. Viel ruhiger gehen es da die gemeinen Kraken an. Das Paar befindet sich auf dem Boden mit einem Abstand zwischen sich. Das Männchen ist aufgerichtet, das Weibchen liegt. Das Männchen streckt seinen Hectocotylus, den Begattungsarm, aus und befühlt damit das Weibchen, um dann unter den Mantel in die Mantelhöhle zu wandern und die Spermien in die Eileiter zu führen. Das Pärchen berührt sich dabei nicht, von Umschlingung keine Spur.

(Es gibt Tintenfischarten, die sich noch distanzierter verhalten: Der Begattungsarm trennt sich vom Männchen und schwimmt alleine durchs freie Wasser zum Weibchen. Eine wirklich "abgespaltene Sexualität".)

Das Krakenweibchen legt bis zu 150 000 Eier, die an kleinen Stielen vereinigt wie Trauben in der Höhle hängen. Sie werden vom Muttertier bewacht und gepflegt. Sie müssen ständig mit frischem Wasser bespritzt werden, sonst verpilzen sie und entwickeln sich nicht. Das Weibchen legt wahrscheinlich (hier gibt es widersprüchliche Meinungen) nur einmal Eier und stirbt in der Höhle nach der Brutpflege.

Die Jungen durchlaufen ein larvenähnliches Stadium, sie schwimmen kopfüber ein bis zwei Monate im Plankton mit, was der Verbreitung dient.

Die Intelligenz des Oktopus wurde häufig getestet, er lernt jedoch viel schwerer als unsere Sepia.

In der spätminoisch-mykenischen Epoche wurde der Oktopus öfters auf Goldplättchen dargestellt und besaß offenbar eine nicht näher bekannte mythisch-symbolische Bedeutung. Die spiralig aufgerollten Arme ergeben eine eindrucksvolle Symmetrie um den mit zwei Augen versehenen Körper, der wie von Schlangenhaaren umgeben wirkt.

Vergleich mit den Sepiathemen

Das Thema *nicht wahrnehmen, Augen verschließen, Trübsinn, sich vergraben, im Nachhinein zu reagieren* ist wohl deutlich eine Eigentümlichkeit von "unserer Sepiatinte". Der Krake versteckt sich in seiner Burg oder Felsspalte. Oft sieht man nur das Auge durch den Spalt linsen. Auch die Tinte des Kranken ist nur ein Ablenkungsmanöver, macht aber keinen generellen Trübsinn. Das Thema *Verstecken* ist beim Oktopus wichtig und gleich doppelt besetzt, er selbst versteckt sich und andererseits holt er seine Beutetiere mit seinen Armen aus ihren Verstecken heraus.

Bei Depressionen wird sich der Krake wohl eher *verkriechen*, als sich zu vergraben oder in ein tiefes schwarzes Loch zu fallen.

Das Thema *Sorge um die Kinder* ist beim Krakenweibchen noch deutlicher ausgeprägt. Es lässt sich wirklich Brutpflege bis zum Tod beobachten. Tod und Geburt sind noch enger miteinander verknüpft. Daraus lässt sich schließen, dass nach der Entbindung ein noch stärkerer Symptomenkomplex als bei Sepia zu erwarten ist.

Zum Thema *Furcht vor schlimmer Krankheit* gibt es außer der auffallenden Wortähnlichkeit (Kranke und Krake) wenig zu sagen.

Was das Thema *Geselligkeit* anbetrifft, sind sowohl die Sepia, als auch der Oktopus starke Einzelgänger und Nachttiere. In diesem Punkt wird man die beiden Arzneien schwer unterscheiden können.

Auch *Bedrohung und Raubtiersituation* sind bei beiden gleich stark ausgeprägt.

Das Thema *Schweben, Fliegen* ist beim Oktopus gar nicht besetzt, der Schulp ist fast völlig zurückgebildet. Das Tier beherrscht aber auf eine andere Weise immer noch die *Hydrostatik*: Man fragt sich, wie kommt der Oktopus in so schmale Felsspalten hinein ? Seine Körperspannung wird durch den Innendruck und nicht durch eine innere Schale wie bei Sepia stabilisiert. Diesen Druck kann der Oktopus punktuell verringern, um sich dann durch eine Spalte zu quetschen und sich danach wieder aufzubauen. Er besitzt eine unglaubliche Spannbreite von Anspannung und Entspannung der Muskeln. Ein innerer Schulp würde nur stören. Er hat keine feste Körperform und beherrscht seinen Körper wie ein "Baba Papa". Er verbindet die Eigenschaften von muskulös und amöboid.

Sehr auffallend beim Oktopus ist die Neigung mit Steinen umzugehen, sie herum zu schleppen und Burgen zu bauen.

Seine spezielle Fortbewegung ist das *Staksen, Laufen und sich vorwärts Robben*. Das Staksen ist eigentümlich, es bedeutet steif und ungeschickt zu gehen, insbesondere mit langen dünnen Beinen. Etwas ähnliches deutet die Etymologie des Wortes *Krake* an. Man findet es in *krakelig* schreiben, also unleserlich und zittrig schreiben. Es deutet so etwas wie einen Versuch an, etwas Feinmotorisches, wie Schreiben oder Gehen zu probieren, was aber nicht recht gelingen will.

Ein anderes verwandtes Wort ist *Krakeelen*, was laut schreien, schimpfen oder streiten bedeutet. In diesem Zusammenhang ist es durchaus bemerkenswert, dass der Oktopus jemanden in der Luft zerreißen kann.

Durch das Staksen, die Achtarmigkeit und das Aussaugen des Opfers ist das Thema *Spinne* viel stärker besetzt als bei Sepia. Es ist zu erwarten, dass die von Sepia bereits bekannte Spinnenangst bei Oktopuspatienten viel größer und häufiger anzutreffen ist.

Auch das *Farbspiel und das Tanzen* sind kaum erwähnenswert beim Oktopus. Bekannt ist lediglich die Schockfarbe, er wird dann blass mit dunklen Flecken.

Der *Bezug zum Meer* ist selbstverständlich.

Die Kalmare oder Teuthoidei
(Unterordnung der Tintenfische)

Ihr Körper ist langgestreckt und meist torpedo- oder raketenförmig. Sie sind die schnellsten Schwimmer unter den wirbellosen Tieren und gute Dauerschwimmer, die selten den Boden aufsuchen. Die innere Schale ist zu einem dünnen Schwert reduziert, um die Stromlinienförmigkeit des Körpers zu stabilisieren.

Dieses Schwert sieht aus wie ein harter, durchsichtiger Kunststoff, wie man sich am Fischmarkt leicht selbst überzeugen kann.

Kalmare, die tiefer im Meer leben, besitzen meist Leuchtorgane, die Beute anlocken sollen und wohl zum Sehen und Gesehen werden von Artgenossen wichtig sind. So werden sie allerdings auch oft selbst gefangen, da sie nachts auf starke Lampen zuschwimmen und so in die Netze gelockt werden. Kalmare leben räuberisch.

Zur Unterordnung der Kalmare gehören auch die Riesenkalmare, die gemeinhin fälschlicherweise als Kraken bezeichnet werden.

Das größte gesichtete Exemplar wurde 1933 am Strand von Neufundland gefunden, es war 22 Meter lang.

Lebend wurden diese Tiere noch nicht untersucht, da sie in großer Tiefe leben und selten an die Oberfläche vordringen. Es gibt glaubhafte Berichte über Angriffe dieser Riesen auf Schiffe, die wohl von den Riesenkalmaren für Wale gehalten wurden. Ihre natürlichen Feinde sind Pottwale, in deren Mägen man schon fußballgroße Tintenfischaugen gefunden hat.

Man geht nicht davon aus, dass die Tiere sehr alt werden, und mit der Zeit eine solche Größe erreichen, sondern sie scheinen auffallend schnell und unbegrenzt zu wachsen.

Eine spezielle Kalmarart, die mir über den Weg gelaufen ist, ist der gemeine Haken- oder Krallenkalmar. Er ist mittlerweile auch als homöopathisches Präparat erhältlich.

Der Gemeine Krallenkalmar

Onychotheutis banksii = Tetronychoteutis Krohni = Krallenkalmar.
Gruppe: Oegopsida. Untergruppe: Onychoteithidae = Hakenkalmare.

Die Hautoberfläche ist von ungewöhnlich weicher Beschaffenheit mit kräftiger Färbung, das Körperende ist zugespitzt. Am Körperende sitzen große, dreieckige Flossen, die mehr als die Hälfte der Körperlänge einnehmen. Die Manteloberseite besitzt in der Mitte eine deutlich dunklere Längsfärbung. Hier scheint der Kiel des Schalenrestes durch. Die Tentakelarme sind in 2 Reihen mit Krallen besetzt. Je ein Leuchtorgan befindet sich unter den Augen und 2 Paar Leuchtorgane im Mantelraum. Diese sind gegenüber anderen Kalmaren deutlich reduziert.
Krallenkalmare sind eine kosmopolitische, freilebende Hochseeform, häufig in Oberflächenschichten zu finden, selten in Küstennähe. Sie jagen in Schwärmen Fischen nach, die sie mit den bis zu 5 mm großen Haken ergreifen.
Die Saugnäpfe der Tentakelarme der Jungtiere werden in der Mitte zu Haken umgewandelt, das ist spezifisch für die Familie der Hakenkalmare. Sie laichen in das freie Wasser und binden ihre Eier nicht fest. Leider ist biologisch wenig über diese Art bekannt. Die Hakenkalmare gehören zu den Nacktaugenkalmaren, da sich die Hornhautfalte nicht schließt, und somit die vor der Linse liegende vordere Augenkammer offen bleibt.

Anders ist das mit dem gemeinen **Loligo vulgaris.** Er gehört zu den echten Kalmaren, der Loligofamilie, und diese gehören zu den Schließaugenkalmaren, bei denen die vordere Augenkammer zum Schutz fast ganz verschlossen ist.

Die Loligofamilie

Loligos sind schlanke, torpedoförmige Tintenfische mit relativ kurzen Armen. (8 Arme, 2 Fangtentakel, wie Sepia.)
Sie sind ausgesprochen gute Schwimmer und immer in Gruppen unterwegs. Sie können durch langsames Schlagen der Schwanzflossen ruhig schweben und schwimmen oder auch mit Hilfe der Trichter durchs Wasser schießen. Jungtiere schweben in Gruppen zu Hunderten, sogenannten Schulen, durchs Wasser. Mit der Flossenstellung steuern sie die Richtung auch nach oben und unten. Nach oben schwimmen sie mit dem Hinterende voran, nach unten kopfüber. Wenn es schnell gehen soll, schießt der Loligo immer mit dem Hinterende voran durchs Wasser. Mit den angelegten Flossen wirkt er wie ein Torpedo. Bei schneller Flucht können die Tiere aus dem Wasser heraus durch die Luft fliegen, manchmal landen sie dann am Ufer oder auf einem Schiff. In Schwärmen jagen sie Fischen hinterher und greifen sich ihre Beute heraus. Sie sind vergleichbar großen Fischen im Schwimmen überlegen.
Im Schwarm können sie kollektiv die Richtung ändern ohne durcheinander zu geraten.
An der Oberseite sind sie kräftig gefärbt in rötlichen Tönen. Die Unterseite ist meist hell. Leben sie in größerer Tiefe, passen sie ihre Farbe an und sind mehr blau, grünlich und bräunlich gefärbt. (Das rote Licht ist schon nach wenigen Metern Wassertiefe wegen der Lichtbrechung nicht mehr sichtbar, sodass beispielsweise eine rote Koralle nur weiß erscheint.) Loligos ändern ihre Farbe sehr häufig und zeigen dabei einen deutlichen Tag- und Nachtrhythmus. Vor allem aber passen sie sich in Farbe und Struktur an den Boden an.
Bei starker Bedrohung lässt sich der Loligo fallen wie ein Stein und färbt sich auch so. Die Tiere stellen sich dabei tot und können noch mehrere Minuten nach der Gefahr in dieser Position verharren. Normalerweise flüchten sie bei Beunruhigung schnell aus dem Gefahrengebiet. Die Färbung verschwindet dann vorübergehend, und sie werden bleich dabei.
Sie ernähren sich vorzüglich von Fischen, seltener von Schalentieren. Am Boden befestigen sie ihre Eier an Pflanzen und dergleichen.

Der Loligo vulgaris

Er lebt vor allem im Mittelmeer und an der Ostatlantikküste in Küstennähe und wird insgesamt bis zu 50 cm lang. Die Oberseite ist karminrot gefärbt.

Er ist ein "Zugfisch" und wandert im April in Schwärmen aus dem Süden ein, legt hier seine Eier und setzt sich im August wieder in den Süden ab. Die Eier werden in farblose gallertartige Schläuche eingeschlossen, etwa 50 dieser Schläuche werden zusammen an einem Punkt angeheftet. Die Jungen schlüpfen Mai bis Juli und wandern mit den Alttieren im Herbst nach Süden. Sie sind 3/4 Zentimeter lang und sehen schon aus wie die Erwachsenen. Die Tiere werden 2 bis 3 Jahre alt.

Die Paarung geschieht im Schwimmen. Das Männchen ergreift das Weibchen von unten und schiebt die Spermien mit einem dafür spezialisierten Arm in den Samenbehälter.

Nur die kräftigsten männlichen Tiere im Schwarm begatten und die Paarung stellt sich als Überwältigung des Weibchens dar. Der Samen wird mit Gewalt eingeführt. Meistens wird es als Vergewaltigung beschrieben. Die umgreifenden Arme färben sich dabei schwarz.

Dieser Vorgang ist nur bei Loligo pealei erforscht und wird als wahrscheinliche Variante für alle Loligos angenommen, was nicht unbedingt stimmen muss.

Die Tiere laichen in Schwärmen und verenden direkt danach massenhaft. Für ihre Feinde sind sie dann ein gefundenes Fressen. Die Eierschläuche sind derart unkenntlich gemacht, dass nicht sie gefressen werden, sondern nur die Elterntiere. Ein Unterschied zu anderen Tintenfischen scheint in diesem Punkt zu sein, dass die männlichen Tiere ebenfalls nach der Begattung sterben. Dies ist nicht so ungewöhnlich für Tintenfische, aber stark ausgeprägt bei den Loligos.

Auf Bildern kann man verendete Pärchen, festumschlungen zwischen den abgelegten Eier treiben sehen.

Vergleich mit den Sepiathemen

Offensichtlich stark besetzt sind die Themen *Vogel, Schweben und Fliegen*, ja sogar *Fliegen durch die Luft.* Eine Besonderheit ist die *hohe Geschwindigkeit,* sie fliegen wie Torpedos oder Raketen durchs Wasser.

Der Loligo vulgaris stellt sich sogar als *Zugvogel* dar, so dass das Thema *Reisen* anklingt.

Auch das Thema *Buntheit* ist stärker als bei Sepia ausgeprägt, wie auch das Thema *Raubtier, Verfolgung, Bedrohung*; eigentümlich ist in diesem Zusammenhang der *Totstellreflex*. Schon an der Wortwahl zur Beschreibung der Tiere merkt man, dass es sich um richtige Angriffsmaschinen handelt, Torpedos eben, die beim Krallenkalmar zusätzlich mit Haken bewaffnet sind.

Auf den Punkt gebracht könnte man sagen, Loligos sind die Raubvögel des Meeres.

Das Thema *Vergewaltigung* ist besonders stark ausgeprägt. Es ist bei den Kalmaren die Normalität, während es bei Sepia eher gelegentlich vorkommt.

Noch beeindruckender als bei Sepia ist das *massenhafte Absterben nach dem Laichen*. (Erst die zwei bis dreijährigen Tiere sind geschlechtsreif und laichen, die Jüngeren ziehen zusammen mit der Nachkommenschaft wieder in den Süden.) Die Themen *Tod und neues Leben* sind noch unübersehbarer miteinander verknüpft.

Was das Hauptthema von Sepia anbelangt, *Trübsinn, sich vergraben, in ein schwarzes Loch fallen und nicht wahrnehmen, erst im Nachhinein reagieren,* so sieht man davon nur wenig bei den Kalmaren. Sie vergraben sich nicht und sitzen auch nicht in Höhlen, sondern schwimmen fast immer. Die Tinte spielt keine so wesentliche Rolle in der Abwehr. Überhaupt bekommt man bei diesem trüben Sepiathemenkomplex das Gefühl, dass diese Symptome so ausgeprägt sind, weil das Ausgangspräparat die Tinte selbst ist und nicht das ganze Tier. (Die hier beschriebenen neuen Arzneien sind aus wesentlichen Teilen des ganzen Tieres hergestellt.)

Gerade zu gegenteilig ist das Thema *Gesellschaft* besetzt. Nichts zu spüren von Rückzug und Einzelgängertum, sondern *starkes gesellschaftliches Eingebundensein* in die *kollektiven Bewegungen des Schwarmes* und in die *Schwimmschule*. Auch das ausgeprägtere Farbspiel, das eine Kommunikation zwischen den Tieren darstellt, spricht für die Geselligkeit. Loligos sind Tiere, die Licht ausstrahlen und auf das Licht zuschwimmen. Sie haben homöopathisch gesprochen also einen deutlichen Phosphoraspekt (Phosphor $\Rightarrow$ Träger des Lichtes). Diesen

Aspekt hat schon Edward Whitmont als einen wenig bekannten Zug von Sepia hervorgehoben. Er wies dabei auf die leuchtende Sepia hin, meinte aber sicherlich die Loligoarten der Tintenfischfamilie.

Die Kalmare haben insgesamt wenig Verborgenes in ihrem Wesen, sich zu verstecken haben sie kaum nötig, und sie suchen auch nicht im Verborgenen nach Beute. Dass sie Schalen knacken ist eher selten.

Kalmare werden, anders als Sepia, keine guten Arzneien sein für verborgene Krankheiten, wie Wurzelabszesse, Herde in Nebenhöhlen und dergleichen, da sie nicht wie die Sepia, und besonders die Kraken, Höhlen ausräumen, Verborgenes ans Tageslicht bringen und sogar Krebse knacken. (In vielen Sprachen wird das Wort Krebs sowohl für die Bezeichnung des Tieres als auch der Krankheit gebraucht. Es wäre eine interessante Forschungsaufgabe, herauszufinden inwieweit dies homöopathisch relevant ist.)

Die bisher ersichtlichen Charakteristika der Kalmare im Vergleich zu den anderen Tintenfischen, sind, auf wenige Worte gebracht:

- *Verlangen nach Licht*
- *Gemeinschaftswesen*
- *"Raubvögel des Meeres"*

Hahnemann lehnte solche Signaturbetrachtungen ab; seiner Ansicht nach kann man vom äußeren Ansehen her keine Rückschlüsse auf das innere Wesen der Arznei ziehen. In diesem Sinne bin ich ganz seiner Ansicht. Ich habe inzwischen an mehr als 30 Arzneimittelprüfungen teilgenommen und bin immer wieder verblüfft, welche unerwarteten zentralen Punkte sich herausstellen. Sie sind wirklich kaum zu erraten, aber *im Nachhinein* passen sie sich ganz logisch in die Signaturbetrachtung ein. Diese liefert deutliche Eckpfeiler, die auch immer wieder in den Prüfungssymptomen vorkommen. Sich die zentralen Themen einer Arznei aus der Betrachtung der groben Substanz ganz zu erschließen, ist mit Sicherheit sehr schwierig und bleibt ein unsicheres Verfahren. Ich möchte es nicht grundsätzlich ausschließen, aber persönlich kenne ich niemanden, der das zuverlässig kann.

Es gibt bei der Signaturbetrachtung allerlei Gesetzmäßigkeiten, die jedoch nicht konsequent erfasst und hierarchisch strukturiert sind. Meiner Ansicht nach geht es darum, diese Gesetze zu erkennen und anwenden zu lernen. Hahnemann musste sich zu seiner Zeit gegen die Signaturenlehre abgrenzen, um die auf wissenschaftliche Versuche gegründete Homöopathie zu entwickeln. Sein Zauberwort ist die *Reine Arzneimittellehre, die zu mathematisch genauer Verschreibung führen soll.* Für mich ist sie auch nach wie vor eine unersetzliche Verschreibungsgrundlage in der Homöopathie (und nicht das Repertorium). Eine wirklich unerschütterliche Dichte der homöopathischen Erkenntnis wird meiner Erfahrung nach aber erst erreicht, wenn *klinische Erfahrung, homöopathische Arzneimittelprüfung und Signaturbetrachtung* ein Ganzes ergeben. Es wird dann ein deutlich höheres Verständnis erreicht, welches zu besseren Verschreibungen führt.

	Sepiatinte	Nautilus	Oktopus	Loligo	Krallen-kalmar
Ti n Te	Trübsinn, nicht wahrnehmen	Ø	Ablenkung. Vortäuschung	Wenig beschrieben	Wenig beschrieben.
A U G E	Augen verschließen. Auge schaut aus dem Sand.	Undifferenzier-tes Grubenauge	Beobachtet durch den Felsspalt.	Geschlossene vorderer Augenkammer	Offene vordere Augenkammer Leuchtorgan
Be we gu ng	*Schwebend* Düsenantrieb	**Schwebend wie U-Boote. Willkürliche Hydrosta-tische Höhen-regulierung**	**Staksen Robbend**	Schwebend **Torpedoartig Fliegend Formationen im Schwarm**	Schwebend **Torpedoartig Fliegend Im Schwarm**
R Ä U B E R	**Auflauernd** *Überfall Harpunenartig* mit Tentakeln	*Aasfresser.* Fängt Kleintiere mit Haftschleim.	**Sucht in Höhlen, unter Steinen. Aussaugend (Spinne)**	**Jagend. Beute reißend.** Harpunenartig mit Tentakeln	**Jagend Beute reißend Greifend mit Krallen** Harpunenartig mit Tentakeln
F A R B E	*"bunter Vogel" Farbflimmern Wechselhaft* **"Chamäleon"**	Bunte Kappe	Schockfarbe blass mit dunklen Flecken. "Chamäleon"	**Bunt wechselnd** Tag / Nacht **"Chamäleon" Blass bei der Flucht.**	Karminrot. "Chamäleon" Wenig bekannt.
Ti eR	*Bunte Vögel* ET – Aliens	Schnecke (Gehäuse)	**Spinne**	**Raubvogel Zugvogel**	**Greifvogel**
B eu te	*Fische Krebse Schalentiere*	Kleintiere Aas, Tiefsee-krabbe	**Krebse** Fische, Aas *Schalentiere*	Fische Krebse und Schalentiere	Fische Krebse und Schalentiere

	Sepiatinte	Nautilus	Oktopus	Loligo	Krallenkalmar
O R T	Vergraben	Tiefsee, Wandernd Am Grund tags, auftauchen nachts.	In Höhlen und Burgen	Offenes Meer Wandernd	Offenes Meer
S E X	*Balzverhalten* Vergewaltigung	Bis zu 24 h, umschlungen mit allen Armen.	"diskret" : ohne Körperkontakt	Vergewaltigend *Konkurrierend nur die Stärksten*	Vergewaltigend *Konkurrierend nur die Stärksten (?)*
L A I C H E N	*Weibchen : Absterben nach Eiablage*	Eier werden angeheftet wie bei Sepia.	Weibchen: Tod bei der Brutpflege	Männchen: Tod n. Befruchten. *Massenster ben nach Eiablage* Totenstarre beim G-Akt	Weibchen: Massensterbe n n. Eiablage Unbekannt.
B E S O N D E R H E I T	Trübheit Balzverhalten	Hydrostatik eines U-Boots. "Lebendes Fossil"	Staksen – Krakeln Aussaugen Achtarmig wie Spinnen, Steine schleppen und Burgenbauen Muskeln:An / Entspannung	"Raubvogel des Meeres" Schwarmtier *"kommunikativ und gesellig"*	"Raubvogel des Meeres" Schwarmtier *"kommunikativ und gesellig"* Leuchtorgan und Licht suchend

Neue Arzneimittelprüfungen

Es ist einfach viel spannender, Neues zu erforschen, als bereits Beschriebenes und Durchdachtes mühsam in die druckreife Form zu bringen. Aus diesem Grund ist es mir nicht gelungen, das schon fast staubige Sepiamanuskript zu vollenden, noch bevor ich andere Tintenfische einer homöopathischen Prüfung unterzogen hatte. Der Nautilus hat mich am meisten gereizt, weil er ein so seltsam alter Geselle ist. Den Krallenkalmar hatte ich bereits ungeprüft eingesetzt, und ich wollte meine Vermutungen zu Wissen formen. Und wie das so ist, wenn man sich für ein bestimmtes Gebiet interessiert, dann ist man selten alleine. So lag plötzlich eine Prüfung vom kleinen Kraken vor mir, angeregt und durchgeführt von Boris Peisker, Homöopath und Biologe in Bonn. Ihm schien es auch sonderbar, dass die Homöopathenschaft dem Polychrest Sepia so große Bedeutung zumißt und die anderen Tintenfische überhaupt nicht würdigt und erforschen will.

Warum neue Prüfungen ?

Wenn auf Seminaren die Sprache auf neue Prüfungen kommt, dann höre ich oft Kommentare wie: "Schon wieder, als hätten wir nicht schon genügend Arzneien." Oder: "Mir wird das zu viel, ich will erst einmal kennen lernen, was wir schon haben." Viele glauben auch tatsächlich, alles wäre mit unseren wenigen Polychresten heilbar. Ich verstehe diese Haltung sehr gut und hatte sie selbst auch schon. Bei Anfängern taucht die Angst vor der endlosen und niemals beherrschbaren Materia Medica auf, als könne man nie Land gewinnen, bei erfahrenen Homöopathen schwankt der sicher geglaubte Boden.
Ich weiß aber inzwischen, dass mindestens ein Drittel meiner Patienten im Kernproblem unberührt blieben, würde ich nicht ständig neue Arzneien einsetzen. Wer einmal erfahren hat, was ein Simillimum ist, wie sich alle Äußerungen und Symptome im Leben des Patienten in einer Arznei verdichten und diese unweigerlich zur Genesung führt, völlig ungerührt von den widrigsten Umständen, wird es immer wieder finden wollen.

Wenn man einmal ein solches **Simillimum** arbeiten sieht, erblassen alle Miasmenlehren und Schichttheorien. Der Mensch ist einfach keine Zwiebel. Wenn man als Homöopath auf die oft sehr speziellen, zentralen Konflikte eines Patienten eine wirkliche Antwort finden will, reicht eine Hausapotheke auf Dauer nicht aus.

Unsere Polychreste gehen auf die Pioniere der Homöopathie zurück. Dr. Hering benutzte neben den Arzneien, die in seinen Guiding Symptoms beschrieben sind, mehr als 70 ungeprüfte Arzneien ! Ich möchte damit sagen, dass die "großen Mittel" auch nicht vom Himmel gefallen sind, sondern irgendwann einmal 'neue Arzneien' waren.

Es geht auch gar nicht darum, mit möglichst spektakulären Prüfungen und Fällen die Kollegen zu verwirren, sondern viel mehr darum, unsere Basis der Materia Medica zu sichern und gezielt auszubauen. Die neuen Prüfungen aus dem Reich der Tintenfische sind Differenzierungen und Erweiterungen der gut bekannten Sepia. Kennt man die neueren Ergebnisse, kann man die klassische Sepia leichter verstehen und einordnen. Mehr Wissen stellt so durch seine Vollständigkeit eine Vereinfachung dar. Man muss auch nicht mehr herumrätseln, ob es sich wirklich um Sepia handelt, obwohl soviele unbekannte Elemente im Fall sind, sondern man gibt gleich den passenderen Tintenfisch.

Prüfungsmethoden

Die folgenden Prüfungen sind zum großen Teil *Kontaktprüfungen*. Das heißt, die Arznei wurde nicht eingenommen, sondern mit sich herumgetragen oder im Bett deponiert. Diese Art der Arzneiprüfung wird viele zunächst befremden und mir wäre es vor 5 Jahren nicht anders ergangen. Nach vielen Erfahrungen mit Prüfungstechniken kann ich allerdings inzwischen mit Bestimmtheit sagen, dass es sich bei der Kontaktprüfung um eine sanfte, effektive und sichere Methode handelt, sowohl was die Ergebnisse als auch was die Gesundheit der PrüferInnen anbelangt.

Ich kann Hahnemanns Erfahrungen, dass Arzneimittelprüfungen nur gesünder machen, (heutzutage?) nicht bestätigen und habe länger anhaltende Störungen der Gesundheit durch Arzneimittelprüfungen gesehen, die der Behandlung bedurften. Ich möchte Hahnemann in diesem Punkt deutlich widersprechen.

Das ist auch schon der erste Vorteil der Kontaktprüfung, sie lässt sich leicht abbrechen. Eine Prüferin hatte nach der Prüfung von Mygale Lassiodora die Arznei im Bett vergessen. Nach 14 Tagen erwachte sie mit Atemnot. Sobald sie sich aufrichtete, bekam sie genügend Luft, legte sie sich nieder, tauchte das Erstickungsgefühl wieder auf. (Dieses Symptom ist in der Prüfung von Tarantula cubensis bereits aufgetaucht, eine andere Vogelspinne.) Da sie solche Beschwerden nicht kannte, dachte sie, sie müsse gegen etwas allergisch sein, und im Halbschlaf durchwühlte sie das Bett und fand die Prüfarznei. Sie beförderte sie aus dem Zimmer und die Symptome verschwanden sofort. (Das ist in der Regel so.) Hat man die Arzneikügelchen eingenommen, kann man sie nicht nach 3 Tagen wieder ausspucken.

Ein weiterer Vorteil ist die Komprimierung der Beobachtungszeit auf wenige Tage. Üblicherweise beobachten wir in unseren Arbeitskreisen die auftretenden Symptome im Verlauf von einer Woche, wobei ich empfehle, sich der Arznei nicht länger als 3 Tage gezielt auszusetzen. Der Organismus reagiert in dieser Zeit auf die Arznei mit genügend deutlichen Symptomen. Ein längerer Einfluss bringt auch nicht mehr.

In der Regel haben alle (!) Beteiligten mehrere Träume durch die Arznei, auch PrüferInnen, die sonst äußerst selten träumen. (Mir geht es zum Beispiel so.) Die Trauminhalte sind oft verblüffend ähnlich. Wenn die Prüfträume dann noch von den üblichen Träumen der Prüfer abweichen, kann man sie statistisch wahrscheinlich der Arznei zuschreiben. Viel wichtiger, ja entscheidend aber ist, dass sowohl ich als auch viele andere Homöopathen inzwischen die Ergebnisse dieser Prüfungen klinisch bestätigen konnten mit einer Vielzahl von Heilungen, die den Kriterien für eine Simillimumkur entsprechen (siehe Vorwort).

Es ist schon lange bekannt, dass empfindliche PrüferInnen nur an der Arznei riechen, oder sie nur in die Hand nehmen. Das bekannteste Beispiel hierfür dürfte Kaspar Hauser sein, den Hahnemann behandelte. Hahnemann selbst hat ein ganzes Jahr lang viele Patienten nur an den Arzneikügelchen (nicht an der alkoholischen Lösung) riechen lassen

126

(siehe Vorwort des 1. Boenninghausen Repertoriums). Die Arznei-
wirkung kann sich auch ohne Einnahme zeigen.
Bei modernen Prüfungen legten sich sehr sensible Prüferinnen die Arznei
oft nur unters Kopfkissen aus Angst vor zu starken Prüfungssymptomen
und zeigten erstaunlich charakteristische Zeichen.

Vor ein paar Jahren hat mich eine Patientin fast verrückt gemacht und von
der Fernwirkung der Homöopathika überzeugt. Ich hatte eine wirklich
gute Arznei für sie gefunden und in 4 Monaten war sie beschwerdefrei.
Ein halbes Jahr später kam sie wieder in die Praxis und sagte, es sei etwas
nicht in Ordnung. Ich hätte zwar gesagt, dass manchmal alte
Krankheitszeichen wieder kommen könnten, aber sie hätte seit drei
Monaten alle möglichen Zipperlein auch von ganz, ganz früher immer
wieder, seelisch wie körperlich. Es würde gar nicht mehr aufhören. Ich
ging die ganze Geschichte wieder und wieder durch und fand, es waren
alles Symptome von Gelsemium, welches sie auch erhalten hatte. Mehr
beiläufig fragte ich, ob sie die Arznei noch einmal eingenommen habe.
Sie sagte nein, sie habe die Reserve nicht angebrochen und zeigte sie mir
mit einem Griff in die Brusttasche. Sie trage sie immer bei sich, eine
Gelsemium 50 M. Das Problem war leicht zu lösen.
(Neulich erzählte mir eine Kollegin, sie habe sich den Fuß verstaucht in
den Bergen und, Gott sei dank, Arnika dabei gehabt. Ich antwortete
scherzhaft: "Hättest du es nicht dabei gehabt, hättest Du dir den Fuß
vielleicht nicht verstaucht".)

Soweit ich weiß, hat Karl Josef Müller als erster die Kontaktprüfung
(seiner Zeit "Kopfkissenprüfung") zur Methode erhoben. Sie hat auch
einfach den genialen Vorteil, dass sie juristisch nicht als Prüfung
klassifizierbar ist und somit einige Probleme entfallen.
In der Prüfung von Stickstoff (abgedruckt im Buch: *Homöopathie*, S. 191
ff., G. Ruster, Eurobooks, Lechner Verlag, 1998, erhältlich auch bei den
homöopathischen Buchversanden) habe ich die klassische Methode mit
der Kontaktprüfung verglichen. Die Mehrzahl der Teilnehmer war nicht
bereit die Arznei einzunehmen, trotzdem zeigte sich klar und deutlich,
dass beide Methoden den Geist der Arznei abbildeten.

Die Kontaktprüfung ist mehr ein Querschnitt durch die Arznei mit dem Hauptgewicht auf Träume. Der Nachteil ist, dass man keine Entwicklung der PrüferInnen über länge Zeit sehen kann. Auch körperliche Symptome treten tendenziell weniger häufig auf.

Bei der klassischen Prüfung trifft man auf andere Schwierigkeiten. Die Symptome und insbesondere die Träume vermischen sich mit zunehmender Dauer der Prüfung immer mehr mit den persönlichen Traummotiven und den chronischen Symptomen des Prüfers. Die Trauminhalte 4 Wochen nach Einnahme eindeutig der Arznei zuzuschreiben ist eine sehr kritische Angelegenheit.

Die klassische Einnahmeprüfung ist mehr ein Längsschnitt durch das Wirkspektrum der Arznei.

Ich halte beide Prüfungsmethoden für unverzichtbar. *Es sind einfach verschiedene Herangehensweisen.* Nimmt man die Prüfarznei ein und legt sie außerdem ins Bett, so erhält man andere Ergebnisse, als würde man die Arznei nur einnehmen.

Entscheidend ist für mich inzwischen nicht so sehr die Methode, wie der Arzneikontakt hergestellt wird, sondern in welchem Geist die Prüfung durchgeführt wird. Ein Prüfungsprotokoll sollte aufgenommen werden wie eine Patientenanamnese, Hahnemann hat es deutlich beschrieben (Organon § 83-87): Benötigt werden *nichts als Unbefangenheit und gesunde Sinne, Aufmerksamkeit im Beobachten und Treue im Aufzeichnen.....in den nämlichen Ausdrücken, ihn stillschweigend ausreden lassen, ohne jemals die Antwort mit der Frage gleich in den Mund zu legen.*
In diesem Sinne haben wir versucht die folgenden Arzneimittelprüfungen durchzuführen.

Im Anschluss an das Symptom sind jeweils die passenden Repertoriums-rubriken abgedruckt. Es wurde versucht den *Sinn der Symptome in Rubriken zu fassen* und an der Stelle ins Repertorium einzufügen, wo man sie auch finden kann. Trauminhalte habe ich häufig auch ins Gemüt eingetragen, da mir die Erfahrung gezeigt hat, dass z.B. ein Prüfer träumt zu verreisen und die Patienten, die diese Arznei benötigen, ihre Reiselust auch in der Wirklichkeit ausleben.

Mir ist diese Vorgehensweise sympathisch, seit ich gut gelaufene Fälle mit den Arzneimittelprüfungen vergleiche. Der Sinn hinter den Symptomen ist stets in den Patientenaussagen zu finden, aber nicht unbedingt das wörtliche Prüfungssymptom. So wie 10 PrüferInnen stets 10 unterschiedliche Variationen desselben geistigen Zentrums widerspiegeln, nämlich der Arznei, so ist ein Patient die elfte individuelle Interpretation des speziellen Mittels. Wenn 10 Menschen auf einem Blatt Papier dasselbe Objekt abbilden, ist das Motiv das gleiche, aber die Bilder sind sehr verschieden, mal eine Kohlezeichnung, mal ein Aquarell.

Ich bin deshalb der Ansicht, dass Rubriken eine Abstraktion der Prüfungssymptome darstellen sollten.

Der Krallenkalmar

Onychotheutis banksi (Onych) = Tetronychoteutis Krohni =
Krallenkalmar, Gemeiner
(Die Rubriken im Anschluss an das Prüfungssymptom sind oft Vorgriffe,
die erst im Zusammenhang der ganzen Prüfung verständlich werden. Im
Einzelnen wirken die Rubriken überzogen.)

Kontaktprüfung mit der Potenz 30 K.

Prüfer 1 Gerhard.
#1, männlich 38j.

18.08.99
(1) Traum: Ich war mit dem Fahrrad unterwegs, es war noch
dunkel. Da sehe ich ein Teil mit einem Kabel liegen und nehme es.
Das hat einen Lautsprecher, es meldet sich jemand. Es ist der
Sprecher von einem Radiosender. Er spricht laut: "Hallo! Machen
Sie mit bei unserer Sendung." Man muss sagen, wo man ist und
Leute interviewen oder so ähnlich. Da ich auf dem Fahrrad bin,
denke ich, der kann mich schlecht hören. Ich melde mich dann sehr
laut. Irgendwie versteht er mich aber nicht. Er fragt laut: "Hallo,
können Sie sich Radio Melodie leisten?" Ich fahre mit dem Fahrrad
auf der Autobahn. Es kommen mir Autos mit Licht entgegen. Sie
sehen mich nicht, es ist ziemlich gefährlich. Ich weiche dann auf
den Sei-tenweg der Autobahn, ein Schotterweg aus. Ich fahre
ziemlich schnell.

- Allgemeines - Fahren - schnell, Verlangen zu - mit dem Fahrrad.
- Träume - Fahren - schnell - Fahrrad.
- Allgemeines - Bewegung - schnelle Bewegung - amel.
- Allgemeines - Bewegung - Verlangen nach - schneller.
- Träume - Sender - sprechen mit einem Radiosprecher per Sender, beim Fahren.
- Träume - Sender - Der Empfänger versteht nicht.
- Träume - Gefahr + Dunkelheit, in der.

130

- Gemüt - Furcht - Unfällen, vor.
- Träume - übersehen - nicht gesehen werden von Autos in der Dunkelheit.

(2) Ich bin sehr früh wach, 6 Uhr früh und gar nicht so müde wie sonst. Ich fühle mich gut ausgeschlafen. Ich bin erwacht wegen Stechfliegen, *auf die ich Jagt mache*, bin ziemlich verstochen. Ich kratze die ganze Woche die Fliegenstiche auf bis sie bluten. *(Prüfer jagt Stechfliegen immer, kratzt sich aber nicht blutig sonst.)*
- Schlaf - Unerquicklich.
- Haut - Insektenstiche.
- Haut - Jucken - Kratzen - blutet; muss kratzen bis es.

(3) Traum: Ich bin in der Wohnung von einem Professor, der umziehen will. Er fragt mich mehrfach, ob ich nicht doch den guten Fußbodenbelag haben will. Ich lehne ab. Er zeigt ihn mir genauer, an einer Stelle kann man den aufgeschnittenen Fußboden sehen und man sieht, dass bestimmt 7 Pressspannplatten mit jeweils Plastikbelag über einander gelegt waren über die Jahre.
- Träume - aufgeschnitten - Fußboden mit vielen Schichten.
- Träume - Professor.
- Träume Umzug.
- Allgemeines - Wunden - Schnittwunden.
- Träume - Schichtungen - Schichten von Pressspann im Querschnitt.

(4) Traum: Ich bin auf einem Seminar und will zur Vorlesung gehen. Ich nehme meinen Rucksack und gehe los, dabei schlägt dieser kräftig an den Türrahmen. Ich will nachschauen, ob der Computer kaputt ist. Dann sehe ich, dass über den Bildschirm eine Folie geklebt ist mit etwas Milchigem zwischen Schirm und Folie. Im Raum ist noch eine Art Frauenseminar, ich frage herum, wer das gemacht hat. Ich merke, sie haben das gemacht, aber niemand sagt etwas. Ich werde immer wütender. Sie wollen mich

abwiegeln und meinen, ich solle mich nicht so haben wegen dem blöden Ding. Ich werde so wütend, dass ich auf die Frauen einschlage.

- Träume - Schichtungen - Milchige Schicht auf dem Bildschirm.
- Träume - Vorlesung, Seminare.
- Gemüt - Schlagen - Männer schlagen Frauen.
- Träume - Frauen - Frauen provozieren Männer.
- Sehen - Trübsichtigkeit, trübes Sehen + Folie, wie durch eine milchige Folie.

Man sieht langsam, dass Schichten eine Rolle spielen, in Zusammenhang mit dem Professor auch gesellschaftliche Schichten. Außerdem passt der Professor zur Vorlesung.

19.08.99

(5) Traum, einen Walfisch hochzutransportieren. Der ganze Fisch hängt an der Stahlschnur, bestimmt 20 oder 30 Meter lang. Er wird von einer Maschine einen Wasserfall hochgezogen. Noch vieles mehr.

- Träume - Walfisch + wird einen Wasserfall hochtransportiert.
- **Träume - Hochtransportieren einer Last mit Überwindung von Hindernissen** - einen Walfisch, den Wasserfall hinaufziehen.
- Träume - Widerstand, gegen - Walfisch den Wasserfall hochziehen / mit dem Fahrrad auf die Autobahn fahren in Gegenrichtung.

Die fettgedruckte Rubrik ist ein Vorgriff. Diese Abstraktion versteht man erst mit den nächsten Symptomen zusammen. Was man dem ersten Traum (1) gar nicht ansieht, nämlich Fahren gegen den Strom mit dem Fahrrad, erhält durch diesen Traum eine Bestätigung.

(6) Vor der Tür stehen Krankenbetten, eines ist meines. Ich kann es zusammen klappen und hochtragen in meine Wohnung. Es stehen noch 2 ältere Betten da, die man noch nicht klappen kann und ich muss über sie steigen. In der Wohnung hat jemand gewütet und auf den Anrufbeantworter gesprochen mit besoffener und blöder Stimme, so dass niemand in die Praxis kommt bei dieser Ansage.

- **Träume - Hochtransportieren einer Last mit Überwindung von Hindernissen** - ein Klappbett über zwei weitere Betten die Treppe hochtragen.
- Gemüt - Heftig, vehement - Gewalttaten führt; Raserei, die zu.
- Träume - Zerstörung, von - Wohnung oder Computer - steht vor vollendeter Tatsache.
- Träume - Schaden - Mutwillig Schaden zugefügt bekommen.
- Gemüt - Boshaft.
- Träume - Betrunkene - wollen einem schaden.

Erst dieser Traum zeigt das Prinzip vollends, nämlich unter Belastung Hindernisse überwinden müssen. Diese Grundidee zieht sich durch die ganze Prüfung in vielen Variationen. Man kann sich daran stören, wie die Trauminhalte hier ins Repertorium umgesetzt werden. Wie kann man der Arznei Boshaftigkeit und Gewalttaten zuschreiben, wo doch der Prüfer eher Opfer dieser menschlichen Züge wird ? Ist das nicht eine gewisse Verdrehung von Täter und Opfer ? Auf den ersten Blick sicherlich, aber schon Traum (4) weist darauf hin, dass das Gewalttätige auch ein aktives Prinzip in der Arznei ist und hier verifiziert wird. Im Umgang und Vergleich von Prüfungsträumen und Patientensymptomen ist mir über die Jahre aufgefallen, dass Ähnlichkeit nicht bedeutet, dass ein Patient exakt den selben Traum wie ein Prüfer hat, sondern dass die Sinn-Elemente der Prüfungsträume in entscheidenden Lebensmomenten und Träumen des Patienten sich wieder finden. Um auf ein bekanntes Beispiel zurückzugreifen, Lycopodium hat Träume von Riesen erzeugt, aber nicht, ein Riese zu sein. Unzweifelhaft ist es aber eine Arznei bei Überheblichkeit, Hochmut und diktatorischen Menschen, die über anderen stehen, sich groß machen und auch mal aufblasen (Blähungen). Andererseits ist Lycopodium wohlbekannt für seine Kleinheit, seine Angst, es nicht zu schaffen und für seine Schüchternheit mit Angst vor Fremden. Auch Lycopodium, der kleine Farn, der früher baumhoch war, hat beide Seiten des Riesentraumes in sich.

23.08.99

(7) Schmerzen an den unteren Rippen, die bis in den Hals ziehen. Sie kommen nach dem Essen. Der Bauch ist gebläht und die Blähungen drücken und machen einen neuralgischen Schmerz unter den unteren Rippen im Epigastrium in der Nähe des Schwertfortsatzes, welcher besonders empfindlich und schmerzhaft ist. Die Schmerzen werden leicht besser durch möglichst gerades Sitzen, sogar leichtes Beugen nach hinten und den Kopf heben. Ich versuche zu renken und zu drehen, damit es besser wird, was aber nicht hilft. Dabei eher Hunger und Verlangen nach sehr scharfen Speisen, wie Harissa und Merguez.

- Brust - Schmerz - Rippen - erstreckt sich - zum Hals.
- Brust - Schmerz - Rippen - Essen, nach dem.
- Magen - Schmerz - Essen - nach.
- Magen - Auftreibung - Essen - nach.
- Magen - Schmerz - drückend - Auftreibung / Blähung, durch.
- **Brust - Schmerz - Schwertfortsatz** + Auftreibung, durch - beugen nach hinten amel.
- Magen - Schmerz - Beugen - hinten amel.; nach.
- Magen - Schmerz - Strecken amel.
- **Gemüt - Widerstand, sich widersetzen - amel.**
- **Gemüt - Aufrichtigkeit - amel.**
- Magen - Schmerz - Aufrichten agg.
- Magen - Appetit - vermehrt - Schmerzen im Magen; mit.
- Allgemeines - Speisen und Getränke - scharf gewürzten Speisen - Verlangen + Merguez und Harissa.

Die Modalität, sich aufrichten amel., wirkt erst unscheinbar. In Zusammenhang mit den vorangegangen Träumen ist es nicht zu übersehen, dass ein und das selbe Prinzip körperlich wie seelisch sich ausdrückt. Sich Aufrichten und Aufrichtigkeit auch gegen Widerstand verbessert die Probleme. Wir können Patienten erwarten, die ihren aufrichtigen Weg auch gegen Widerstand beibehalten. (vergleiche auch 39e) Dieser Zusammenhang wirft ein interessantes Licht auf die wenigen Arzneien, die nicht durch Schmerzen zusammenklappen, sondern sich strecken. Zumindest für Belladonnapatienten kann ich diese aufrichtige Kämpferhaltung bestätigen.

(8) Traum: Ich spiele Karten mit einer Frau, sie beachtet mich aber gar nicht, wenn ich nicht schnell genug meine Karte lege, dann legt sie einfach weiter, obwohl sie nicht an der Reihe ist. Sie bemerkt gar nicht, dass ich mitspiele und schaut recht zufrieden, schmunzelnd in ihre Karten. Ich habe das Gefühl, sie hat ein gutes Blatt.
- Traum - ignoriert zu werden - Frauen beachten Männer nicht - Männer haben schlechte Karten im Spiel mit Frauen.
- Gemüt - Beschwerden durch - Verachtung; verachtet zu werden + Geschlecht, durch das andere.

Bereits im 3. Traum deutet sich durch das heimtückische Manipulieren des Computers und der heftigen Reaktion darauf an, dass es Probleme zwischen Männern und Frauen gibt. Verachtung, Gewalttaten und Zerstörung sind die Schlüsselworte bisher.

(9) Verlangen mit dem Fahrrad sehr schnell zu fahren, dabei ein euphorisches Gefühl.
- Gemüt - Hochgefühl - Fahren, bei schnellem.

Hier sieht man deutlich, dass Träume und Gemütszustände sich im Rahmen von Arzneimittelprüfungen nicht unterscheiden. Man sollte den Unterschied auch im Repertorium aufheben.

(10) Ich hatte die ganze letzte Woche das Gefühl, ich bin unheimlich dick, der Bauch ist aufgebläht. Nur zwei mal Stuhlgang in dieser Woche. Körperlich fühle ich mich unwohl, hässlich und fett. (gestern auf Glas gebissen beim Essen.)
- Gemüt - Wahnideen - Körper - hässlich aussehen; der Körper würde + hässlich und fett.

20.08.99
(11) Tennisellbogen. Beim Tippen tut plötzlich ein Punkt am Ellbogengelenk sehr weh. Der Schmerz zieht in den Arm beim Tippen. Ich muss den Arm dabei auflegen. In Ruhe ist es ganz gut, in Bewegung

und beim Drehen des Armes tut es sehr weh. *(völlig unbekannt, ich hatte auch eher weniger als sonst getippt.)*
- Extremitäten - Schmerz - Ellbogen - Bewegung - agg.
- Extremitäten - Schmerz - Ellbogen - Tippen - agg.

Prüferin, 41 Jahre alt.
(12) Traum-Bruchteil: Ich habe ein weißes Blatt oder irgend etwas großes mit einem Messer durchgeschnitten von oben nach unten. Größe wie ein großes Bild (A 0). Es war was Dickeres, wie Styropor zum Beispiel.
Traum - Schneiden, durchschneiden - ein Blatt oder Styropor.

Wieder wird etwas durchschnitten, wie schon der geschichtete Fußboden.

(13) Die nächste Nacht war ich völlig unruhig und war so halb wach, ich falle nicht richtig in Schlaf, war nicht tief weg. So das Gefühl, ich kann nicht entspannen und absacken. Ich wollte immer Kontrolle haben und nicht weggleiten. Dann habe ich eine ganze Nacht geträumt wie ein Film.
- Schlaf - Halbschlaf.
- Träume - Film, wie im.

(14) Traum: Ich war mit meinem Mann auf einer Party, er hatte viel getrunken und er konnte sich dann nicht mehr artikulieren, er war besoffen und hat mit anderen Frauen geflirtet und war mir nicht zugänglich, ich war wütend und habe mich für ihn geschämt. *Ich träume oft, dass mein Mann mich verlässt oder fremdgeht und ich ihn verliere.* Sonst ist er nicht betrunken in den Träumen. Der stärkste Moment ist, dass er nicht mehr zugänglich war, er hat sich abgewendet.
- Träume - Betrunkene - artikulieren, können sich nicht, sind unverständlich.
- Gemüt - Alkoholismus.
- Gemüt - Beschwerden durch - Verachtung; verachtet zu werden + Geschlecht, durch das andere.

Zusammen mit Traum (4)+(8) zeigt sich deutlich das Muster vom anderen Geschlecht nicht beachtet oder verachtet zu werden, bis hin zur Gewalt gegen das andere Geschlecht, so dass obige Rubrik sich aufdrängt. Es bezieht sich nicht speziell nur auf Frauen oder nur auf Männer, erinnert aber trotzdem stark an Sepia.

(15) Aufgewacht, hatte Übelkeit, Nase verstopft und Herzklopfen. Es war ein komischer Geschmack im Mund und mir war übel. Ich bin liegen geblieben.
- Magen - Übelkeit - Schlaf - nach + nach einem schlechten Traum.
- Magen - Übelkeit - Herzklopfen - mit.

(16) *Dann wieder geträumt, Traum unbekannt:* Ich war in einem Hotel mit ganz vielen Treppen, die unterschiedlich hoch waren, wie ein Labyrinth. Wir sind mit mehreren Personen herumgeirrt, um einen Ausgang zu finden, seltsamerweise habe ich ihn gefunden. Ich musste gefährliche Stufen absteigen und hatte Höhenangst, wir sind rausgekommen. Ich war aufgeregt und hatte Angst, ich finde den Ausgang nicht. Es waren Steintreppen.
- Träume - Verirrt zu haben; sich - Labyrinth, im, mit vielen Treppen, findet jedoch den Ausgang.
- Träume - Treppen - Gefährliche, mit Angst zu Fallen beim Abstieg.
- Gemüt - Furcht - fallen, zu stürzen; zu - Herabsteigen einer Treppe; beim.
- Träume - Ausweg - einen Ausweg finden.

Hier zeigt sich eine neue Variante des Themas, sich gegen den Widerstand durch Aufrichtigkeit durchzusetzen. Die Prüfer steigen über Hindernisse, schleppen Walfische stromaufwärts, fahren mit dem Fahrrad gegen den Strom auf der Autobahn und finden Auswege aus Labyrinthen. Die Methode ist sich aufrichten und geradelinig vorwärtsgehen. Wir finden auch Sepia in der Rubrik, "verirrt im Wald", aber ein Ausweg ist dabei nicht in Sicht. Sepia grenzt sich nicht ab, wird lustlos und tut, was getan werden muss. Dabei verliert sich die Sepiapatientin und wird gleichgültig und kommt aus Depression nicht mehr heraus.

(17) *Dann der nächste Traum direkt:* Da ging es noch mal um meinen Mann, der eine frühere Bekannte getroffen hat. Wir waren unterwegs zur

Tante. Wir waren eingeladen, er ging nicht mit. Er blieb bei der Bekannten, dann war ich wütend und enttäuscht und warf ihm seine Armbanduhr nach. Ich bin wieder zurück und habe sie aufgehoben. Ich ging heim, wollte ihn verlassen, meine Tasche packen und weggehen, da kam er heim und wir haben geredet. Ungewöhnlich ist, dass ich ihm die Uhr nachwerfe. Ich hob sie wieder auf, sie war mir zu schade, ich habe sie ihm mal geschenkt. *Mein übliches Thema ist, die Angst ihn zu verlieren,* dieser Traum hatte einen Anschluss, wir konnte noch mal reden, der war nicht negativ, das ist sonst nicht so.

- Gemüt - Zorn - wirft mit Gegenständen.
- Träume - Ausweg - einen Ausweg finden, eine Lösung finden.

(18) Diese Übelkeit, die hatte ich eine Nacht später noch mal. So ein komisches Gefühl im Magen, nicht zum Erbrechen. Es war mir nicht so gut, ich hatte immer einen bitteren Geschmack im Mund.

- Magen - Übelkeit - nachts.
- Mund - Geschmack - bitter.

(19) Ein Schmerz im Ellbogen an einem Punkt und ein Schmerz zwischen Ringfinger und kleinem Finger in den Haut. Wie ein Ziehen, als wäre eine Entzündung darin, wie wenn ich Rheuma oder Gicht bekäme.

- Extremitäten - Schmerz - Ellbogen + rheumatisch.
- Extremitäten - Schmerz - Finger - zwischen den Fingern - Ringfinger und kleiner Finger.

Die Arznei scheint Tennisellbogen zu beherrschen (Vergleiche 11).

(20) Am Knie hatte ich einen Schmerz außen wie am Ellbogen, an einem Punkt, ein Ziehen und wenn ich die Muskeln anspanne, als wäre der Ansatz der Muskeln überreizt. Wo die Sehnen an den Knochen ansetzen.

- Extremitäten - Schmerz - Knie.
- Extremitäten - Schmerz - Sehnen - Ansatzstellen der Sehnen.

(Vergleiche Sepia: Extremitäten - Schmerz - wund schmerzend - Knie - Sehnen.)

Sabine:

(21) Zweite Nacht, Traum: Ich fahre mit meinem kleinen Sohn und einem Babysitter im Auto um meinen Sohn abzuholen. Ich kannte die Frau nicht. Wir hielten an einem Waldrand an, der Kleine sprang raus in den Wald und wollte da spielen. Ich rief nach ihm, er kam nicht, er kommt nie, die Frau meinte dann, sie müsse direkt weg. Er lief in den Wald rein und sie fuhr mit mir zu sich nach Hause in die Wohnung und erledigte was. Ich saß im Auto und dachte, hoffentlich kommt die wieder, wir sind wieder zurück dann an den Waldrand, ich habe gerufen und geschrieen, dachte ich finde ihn nie mehr. Ich lief in den Wald und rief so laut ich konnte, dann hörte ich von ganz weit in der Ferne, dass er Mama ruft und nach langem Suchen, finde ich ihn wieder. Es war mit dem Finden des Kindes der Höhepunkt des Traumes. Gefühl ? Es war furchtbar, ich konnte nichts tun, im Nu setzte sich das Auto in Bewegung, ich war wie gefesselt, konnte der Situation nicht entrinnen, der Babysitter fuhr einfach. Ich war im Auto wie gefangen. Wie gelähmt, konnte keine Eigeninitiative ergreifen.

- Träume - Kinder - verloren, geht.
- Gemüt - Angst - Kinder - um seine.
- Träume - finden - das hoffnungslos verlorene Kind wiederfinden, aus einem Labyrinth herausfinden, Auswege finden.
- Träume - fremdbestimmt.
- **Träume - getrennt - Kind in Not, vom eigenen.**

*Hier sieht man sehr deutlich, wie die Arznei eine Idee von "verloren scheinen, chancenlos und wiederfinden beinhaltet." Mal ist es ein Treppenlabyrinth, aus dem jemand herausfindet, mal eine verlorenes Kind, das sich wiederfindet. (In Englisch prägnant: **lost and found**)*

(22) Dritte Nacht, Traum: Ich gehe zum Friseur, habe der Frisöse genau erklärt, ich will eine Dauerwelle; sie wollte mich überreden, dass ich die Haare ganz kurz schneiden lassen solle, das wäre besser. Ich habe das erste mal im Leben die Haare wachsen lassen, sie wollte sie mir abschneiden. Ich habe mit allem möglichen versucht, sie zu überreden, die Haare nicht abzuschneiden. Am Schluss kam die Chefin, der habe ich das

auch erklärt, ich stand kurz vor dem Verlust der Haare, habe es aber doch noch erwirkt, dass sie die Schere liegen lässt. Es war kurz vor knapp.

- Träume - wehren - muss sich massiv wehren, um einfachste Rechte zu erhalten.
- Träume - wehren - muss sich massiv wehren gegen die Frisöse, um Haare so geschnitten zu bekommen, wie sie es will.
- Träume - Schneiden, Haare.

(23) Vierte Nacht, Traum: Ich war mitten im Krankenhaus und sie wollten mir den Blinddarm rausnehmen, ich sah das nicht ein. Ich hatte keine Beschwerden. Ich war urplötzlich da drin, war konfrontiert unter das Messer zu kommen. Bin im ganzen Krankenhaus rumgelaufen, habe es in jedem Zimmer erzählt, wie ungerecht ich das finde, dass ich da festgehalten wurde und wollte raus aus dem Krankenhaus. Ich musste dableiben. Ich habe das überall erzählt, dass sie mich festhalten und ich nach Hause will, wie in einer Zwangsjacke. Dann habe ich dem Oberarzt erzählt, ich müsse heim, ich musste dringend mein Baby stillen. Der hatte Einsicht, ich konnte heimgehen, mein Kind stillen und morgen wieder kommen. War überglücklich mit dem sicheren Heimkommen.

- Gemüt - Wahnideen - eingesperrt werden; er solle.
- Träume - Zwangsjacke, Gefühl, wie in einer Zwangsjacke, wie gefesselt, festgehalten.
- Gemüt - Furcht - Messern, vor.
- Träume - Messer - operiert zu werden, unters Messer zu kommen.
- **Träume - wehren - muss sich massiv wehren - Messer, nicht unter das Messer zu kommen.**
- Träume - Recht - klagt ihr Recht ein beim Chef, bei oberster Instanz.
- **Träume - getrennt - Kind in Not, vom eigenen.**

Das Thema Schnitt, unters Messer kommen, Durchschneiden, Haareschneiden kehrt in allen Variationen wieder. Mit dem Themenkomplex Schnittwunde + ungerecht behandelt + Aufrichtigkeit rückt der Kalmar in die Nähe von Staphisagria delphinum.

(24) Nach der ersten Nacht: ein Magendrücken an der Stelle, genau am Schwertfortsatz zwischen den Rippenbogen und ein flaues Gefühl, als

wäre der Magen leer und jemand zieht ihn nach unten; selbst nach dem Essen, ein Hungergefühl.
- Magen - Schmerz - drückend - nachts.
- Magen - Leeregefühl.
- Magen - gezogen - als ob jemand den Magen nach unten zieht.

Schwertfortsatz und Rippenbögen sind spezifische Kalmarpunkte. (vergleiche 7)

(25) Auch nach dem Essen war immer ein flaues Gefühl da. Ich hatte auch am zweiten Tag ständig Luftaufstoßen, eine Leere die mit Luft gefüllt ist. Das hatte ich die ganze Zeit.
- Magen - Aufstoßen.
- Magen - Aufstoßen - leer.
- Magen - Leeregefühl.

Altbekannt von Sepia: Leeregefühl im Magen

(26) Am Mittwoch, da hatte ich immer ein Gefühl beim Schlucken, als ob hinten, am letzten Ende des Gaumens ein Stück Pizzakäse hängt. Ein heißer, zerlaufener Käse klebt am Gaumen, der sich nicht ablöst.
- Innerer Hals - Herabhängen, Gefühl, als würde - ein Stück Pizzakäse.

Am 3. Tag:
(27) Rechte Nase verstopft. (Hannelore hat das auch gehabt.)
- Nase - Verstopfung - rechts.

Am 5.Tag:
(28) Gliederschmerzen vom Knie bis runter zum Knöchel, solche Gliederschmerzen, ich kann mich fast nicht auf den Beinen halten. Die Schmerzen waren am Kniegelenk, wo der Knochen ansetzt, an der Innenseite. Es zieht bis unterhalb vom Knöchel. Wie Muskelkater, ich konnte am Morgen fast nicht in die Küche laufen, es war schleppend, wie ein Opa mit achtzig.

- Extremitäten - Schmerz - Knie - erstreckt sich zu - Füße.
- Extremitäten - Schmerz - Sehnen - Ansatzstellen der Sehnen.
- Extremitäten - Schwäche - Beine - Gehen - nach.
- Extremitäten - Gehen - Opa - wie ein, bei einer jungen Frau.

(29) Insgesamt ? Meine Träume waren auf den Verlust von was Körperlichem oder meinem Sohn ausgerichtet. Körperlich: Leeregefühl.
- Allgemeines - Leeregefühl.

In der zweiten Nacht:
(30) Der Kleine liegt immer neben mir und er rief ganz oft in der Nacht "Mama", er ist aufgefahren, schaute, sah ich liege hier und schlief dann weiter. Das ist ganz untypisch und so noch nie vorgekommen.
- Gemüt - Gesellschaft - Verlangen nach - nachts + Kind schreckt aus dem Schlaf und ruft "Mama".
- Gemüt - Auffahren, Zusammenfahren - Schlaf - während + Kind ruft "Mama!" mehrmals in der Nacht.

Regina:
(31) Wahnsinniger Juckreiz, im Gesicht und dann überall, als müsste ich mich zerkratzen. Ich habe versucht, mich zu beherrschen, aber habe doch teilweise mich zerkratzt.
- Gesicht - Jucken - Kratzen - muss sich.
- Haut - Jucken - Kratzen - roh ist; muss kratzen bis es.

Alexandra:
Am ersten Tag:
(32) Wenn ich aufwache, normalerweise bin ich dann erschlagen und verspannt. Ich habe nicht tief geschlafen, aber war entspannt, machte mir keinen Stress, dachte nicht wie sonst, was kommt auf mich zu. Als ich dann aufstand, hörte ich den Wecker, mein Freund hörte ihn nicht. Ich habe mich körperlich wohl gefühlt, der Nacken war angenehm locker. Mein Freund wurde nicht wach, andersherum wie sonst.

- Allgemeines - Schmerz - wund schmerzend - morgens - Erwachen - nach.
- Rücken - Schmerz - wund schmerzend - morgens - erwachen - beim.

(33) Halsweh morgens, als würde eine Halsentzündung kommen. Zweiter Morgen auch Halsweh.
- Innerer Hals - Schmerz - morgens.

(34) Traum: Chaotisch. Von irgendwelchen Leuten, die sich absurd verhalten haben. Auf einem Schrottplatz, Autos und Leute, die wie Schaufensterpuppen rumstehen. Die Szene wurde immer so verändert, Schauspiel mäßig, dann wurde Farbe über die ganze Szene gegossen.
- Träume - Absurd.
- Träume - Puppen - Menschen stehen wie Schaufensterpuppen herum.
- Träume - Theater - Absurdem Theater, von.
- Träume - Farbe - gegossen, wird über die Szenerie gegossen.

Hier deutet sich ein Zug quer durch alle Tintenfische an, Träume mit viel Farbe und wie im Kino oder Theater. (Vergleiche Nautilus und Sepia).

(34a) Dann änderte sich die Konstellation. Ein Typ lief einer Frau hinterher, er war interessiert an ihr, dann war ich in der Szene drin, dann hat er sich für mich interessiert, das war mir unangenehm. Ich bin erwacht und dachte Rocky Horror Picture Show.
- Träume - Theater - Rocky Horror Picture Show, von.
- Träume - bedrängt - Männern, Frauen von.

(35) Zweite Nacht: es war merkwürdig, es ging um ein Konzert, ich hatte eine Draufsicht, wie ein Zuschauer, ich habe gesehen, 3 Leute haben Musik gemacht, ein Kind von 12, total jung, war der Gitarrist, der sich total reinhängt. Dann war ein Kind, 5 Jahre alt vielleicht, am Schlagzeug, dann war der Sänger noch da, der war älter. Dann war es wie eine

Computeranimation, die Kamera ist auf ihn zu, man hat gesehen, die Zähne waren durchleuchtet. Man sah den Kopf, dann ganz nah , dann sah ich durch die Haut durch, und konnte die Zähne sehen, als könnte ich durchschauen wie mit einem Röntgenblick.

- Träume - Konzert - Kinder geben ein Rockkonzert wie Erwachsene.
- Träume - Röntgenblick - kann durch die Haut Zähne sehen.
- Träume - Kamera - Kamerablick, fokussiert Details.

An der Stelle, wo man durchschauen konnte, liegen beim Krallenkalmar sogenannte Leuchtaugen. Interessant ist der Aspekt von Funk (1) und Röntgenblick aus biologischer Sicht. Es ist nämlich nicht geklärt ist, wie die Kalmare in Schwärmen schwimmen in großer Tiefe und damit ohne Sichtkontakt. Es wäre nicht ungewöhnlich, wenn sie eine Art Funkkontakt nutzen.

(36) Die Anspannung in der Prüfungswoche war besonders groß, trotzdem war ich nicht verspannt.

Freund Alexandra:
(37) Sehr müde. Am zweiten Tag nach der Arbeit hat er die Wohnung geputzt und gewachst. Und dann hat er sich einen Splitter geholt, das machte ihn nervös, er wollte ihn rauskriegen. Er pulte da drin rum, bis ins Fleisch, er meinte, er habe sonst keine Ruhe und müsse den ganzen Tag daran denken. Er ging zum Arzt, es war nichts drin, nur das Gefühl war da.

- Allgemeines - Schmerz - Splittern, Gefühl von.

Maria
(38) Traum: Ich war Krankenschwester in der Stadion mit den frisch operierten Patienten, es kamen viele frisch Operierte, die aus der Narkose erwacht sind.

- Träume - Operation - von frisch operierten, erwachen aus der Narkose.

(39) Traum: Ich wurde wach, hellwach um 2 Uhr. Es war ein ungewöhnlicher Traum mit vielen Erinnerungen bis ins Detail über einen Zeitraum, der über 30 Jahre im normalen Leben dauern würde.
- Gemüt - Ideen, Einfälle - Reichtum an, Klarheit des Geistes - nachts.
- Träume - detailliert.

(39a)...Ich bin als ganz junge Frau im KZ oder so was ähnliches. Viele meiner Mitgenossinnen, werden nach und nach umgebracht. Ich bekomme die Exekutionsplanungen mit, bin wachsam und durchschaue die Strategien, warne wo ich kann. Oft bagatellisiert man meine Warnungen, hört nicht auf mich. Ich sorgte mich um alle, die in der Gruppe waren. Wollte Stärke reinbringen, irgendwann sorge ich mich nur noch um mich selbst, es mich hört ja eh keiner..
- Träume - Konzentrationslager.
- Gemüt - Wahnideen - eingesperrt werden; er solle.
- Träume - eingesperrt zu sein.
- Träume - Gefahr - Todesgefahr.
- Träume - Ermordet - Frauen werden ermordet.
- Gemüt - Hellsehen - versteckten Motiven anderer, von.
- Gemüt - Resignation.

(39b)...Ich bin zur rechten Zeit am rechten Ort, um nicht da zu sein, wenn die Frauen getötet werden, sie werden wahllos gegriffen und mitgenommen. Vorher wird ein betäubendes Gas eingesetzt, die Frauen folgen willenlos. Sie laufen narkotisiert weiter. Wenn ich das Gas wahrnehme, fliehe ich. Ich bin immer in Anspannung, wachsam auf der Hut. Dann hatte ich Panikgefühle.
- Gemüt - Wille - Verlust des Willens - Frauen gehen wie narkotisiert ins Verderben.
- Träume - Gas - narkotisiert mit Gas.

(39c)...Es entwickelte sich ein übermenschlicher Überlebenswille, mit den Jahren gibt es viele uneheliche Kinder von Frauen, die dort festgehalten werden vom Wachpersonal. Manchmal holt man nur 2-4 Kinder ab, die werden erschossen, von den eigenen Vätern. In mir ist ein unendlicher Schmerz, als ich erkannte was da los ist. Ich versuche zu verarbeiten, ich wollte verstehen, diese Männer führen selbst nur Befehle aus, wie kann man so verrohen, geht es bei ihnen auch nur ums Überleben. Sie werden selbst erschossen, wenn sie die Befehle nicht ausführen. Soweit darf Gehorsam nicht gehen....

- Träume - Mord - Väter ermorden ihre eigenen Kinder auf Befehl.
- Träume - Gehorsam - Befehl, führt auf Befehl selbst Kindermord aus.
- Träume - Verrohung, militärischer.

(39d)...Ich habe irgendwann 4 Söhne mit einem Aufseher. Ich bekomme ihn auf meine Seite. Alles dreht sich nur noch um das Beschützen meiner Kinder. Es geht nicht mehr um mein eigenes Leben nur, die Söhne müssen überleben. Sie sind 20 bis 27 Jahre alt. Ich liebe sie sehr und bin stolz auf sie und habe Angst um sie, ...

- Gemüt - Angst - Kinder - um seine.

(39e)...die Kinder planen eine Revolution. Sie stehen mit 20 anderen jungen Männern in der Baracke, wie eine Maisonettewohnung, eine Höhe, so hoch wie auf einem Laster standen sie da. Sie sind die Köpfe der Revolution. Sie haben gute Chancen. Ich habe aber entsetzliche Angst, es könnte einer umkommen, es kommt zur Revolution, sie bleiben unverletzt und sind frei, ich kann es kaum glauben.

- Träume - Revolution.
- Träume - Befreiung.
- Träume - Ausweg - Revolution ist der Ausweg.

(40) Ich hatte Übelkeit bis zum Erbrechen.
- Magen - Erbrechen.
- Magen - Übelkeit.

(41) Die Fingerschmerzen waren ganz stark, starke Benommenheit, das ist jetzt alles weg. (Chronische Schmerzen, die bisher homöopathischer Behandlung widerstanden.)

(42) Traum, 2.Nacht: Es wird ein betäubendes Gas eingesetzt, Menschen werden kontrolliert und manipuliert, ich überlebe und behalte den

Überblick, es waren oft erhöhte Standpunkte, hohe Häuser, Berge, man hatte da besseren Überblick.

- Allgemeines - Gasvergiftung, durch.
- Träume - betäubt - Gas, durch.
- Gemüt - Wahnideen - Einfluss; er stehe unter einem mächtigen.
- Träume - Hochgelegene Orte.

(43) Körperlich: Tags Übelkeit, Katergefühle, Schwäche. Große Müdigkeit. Deprimiert.

- Kopf - Rausch, wie durch einen.
- Gemüt - Betäubung.
- Gemüt - Betäubung - Schläfrigkeit, bei.

(44) Traum: Ich torkele saft- und kraftlos herum und spüre die Hindernisse, kann die Augen nicht öffnen, ich habe mit Radar die Hindernisse wahrgenommen, konnte die Augen nicht aufhalten. Habe die Hindernisse gespürt, und sehr vorsichtig mich bewegt, ich wunderte mich, wie kann man das merken.

- Auge - Öffnen - unfähig, sie zu.
- Allgemeines - Gang schwankend, stolpernd, wackelig und taumelnd.
- Träume - Radar - Hindernisse mit Radar wahrzunehmen bei geschlossenen Augen.
- Gemüt - Hellsehen.

Die letzte Prüferin fasst für mich zusammen, worum es geht: Wie betäubt in einer aussichtslosen Situation gefangen und höherer Gewalt ausgeliefert sein. Widerstand, Revolution und gegen den Strom schwimmen ist die Kalmarreaktion auf diese Situation. Es kann sich um eine Operation oder ein KZ handeln, beidesmal läuft man wehrlos ins offene Messer. Tatsächlich ist immer wieder Gewalt zwischen Männern und Frauen ein Thema, was schon die biologische Betrachtung der Kalmare nahelegte.

(45) Persönliches (letzte Prüferin)

Nach dem Mittel: ich habe das Gefühl ich packe alles, habe Kraft. Sonst habe ich eher das Gefühl, wie mit einem Fuß im Grab. Es geht mir gut und ich ziehe das durch, was ich will und habe keine körperlichen Probleme zur Zeit.

Das Mittel hat mir soviel Klarheit gebracht.

Ich bin nicht mehr müde, bin nicht mehr narkotisiert, war so zersplittert, das ist alles weg.

Was bei mir halt stark rauskam, das war die narkotische Wirkung, nicht sehen und gelähmt sein. Das ist mein Thema, ich habe vor der Arznei nicht gesehen, wohin meine Energie gewandert ist. Ich habe Klarheit bekommen, was Mann und Kinder angeht, um was es geht im Moment. Ich hatte es vorher nicht kapiert, was schon immer anstand: Es geht um die Kinder, um sonst nichts mehr. In dem Traum habe ich immer gewarnt, keiner hat es gehört in dem Traum, ich habe den Schluss gezogen, ich kümmere mich jetzt nur um meine Kinder. Das fruchtet total, die Kinder sind wie umgedreht jetzt. Ich hatte vorher das Gefühl, man wird von allen Seiten vergewaltigt, und jetzt macht es mir Spaß. Es ist kaum zu glauben, und ich bin nicht mehr so narkotisiert. Diese Kraft, die ich habe, beeindruckt mich, ich brauche bald nicht mehr zu schlafen. Ich bringe Klarheit in die Ehe, die Kinder machen sich so gut innerhalb einer Woche. Ich will den Mist jetzt in Ordnung bringen. Ich bin nicht mehr so verzweifelt, es kommen einfach Ideen. Dann setze ich meine Kraft ein, wie neu geboren, bin munter und fröhlich.

Ich muss lernen mit der klaren Sicht klarzukommen und mich nicht mehr überrennen zu lassen.

(Die Arznei hat bei der Prüferin nachhaltig allerlei Beschwerden geheilt, wie Gelenkschmerzen der Finger und ihr, wie beschreiben seelisch weiter geholfen. Andere Arzneien hatten versagt.)

Erste Erfahrungen.

Über eine Erfahrung mit dem Kalmar kann ich bereits berichten. Die Beobachtungszeit beträgt erst 8 Monate, aber erwähnenswert ist dieser Fall doch. Es handelt sich bei dieser Patientin um eine junge amerikanische Wissenschaftlerin.

Die Anamnese ist nicht in *nämlichen Worten der Patientin,* da sie nur englisch spricht und ich auf deutsch mitgeschrieben habe, wesentliche Ausdrücke sind in ihren Worten wiedergegeben.

Welche Beschwerden haben Sie ? Ich habe Akne, die kommt immer wieder, seit 5 Jahren.

Ich nahm starke Arzneien. Dann geht die Akne wieder weg. Aber ich bekomme dann Magenprobleme.

Ich habe eine Allergie gegen Milch. Wenn viel Milch in etwas ist, dann habe ich Probleme.

Manchmal, wenn ich etwas esse, was Milch enthält, kann ich das nicht verdauen.

Es kommt aber von den Arzneien für die Haut.

Nicht verdauen ? Zuerst macht es krampfende Schmerzen im Magen. Es ist sehr schmerzhaft, als ob was da drin ist, was nicht passt. Es werde sehr heiß, ich schwitze, dann muss ich zur Toilette, sonst explodiere ich. Dann habe ich Durchfall.

Es kommt raus mit Gas, platzt heraus.

Ich bin sehr gasig, bevor die Krämpfe starten.

Es ist dauert länger und kommt noch mal bis alles draußen ist aus dem Bauch.

? - Die Hitze geht zum Kopf.

Akne ? Sie trat das erste mal vor 5 Jahren auf.

Vorher hatte ich keine Hautprobleme. Es war ein plötzlicher Ausbruch. Es war eine starke Akne anfangs, die Haut war trocken und hatte dicke Beulen, große Aknepusteln.

Ich nahm die Hautarzneien, dann verschwand sie für 2 Jahre. Dann kam es wieder, aber nicht mehr so trocken.

Noch andere Beschwerden? Ich habe Handgelenksprobleme vom Tippen, das fühlt sich hier sehr wund an. Es ist empfindlich.

? - Ich weiß nicht, warum das mit der Haut kam, es war keine große Änderung in meinem Leben. Es war nichts Spezielles.
Gefühl, eine solche Akne zu haben ? Ich hasse es. Ich hasse es, weil es mich weniger attraktiv macht, und es nervt mich, dass es nur hier ist (im Gesicht), so offensichtlich.
Es ist keine normale Akne, Es war so eine schlimme Akne am Anfang, ich konnte meine Finger nicht weglassen.
Es war nur auf den Backen unter den Augen und einige an den Schläfen.
(Der bekannte Sepiasattel.)

Wetter ? Wenn es ständig regnet, das nervt mich.
Ich will Wechsel im Wetter, nicht 6 Monate Winter (sie meint das deutsche Wetter). Ich will aber auch nicht ohne Winter sein.
Ich will die Elemente spüren, ("I want to face the elements" im Originalton. Das ist nicht unwichtig, da sie das Wort Gesicht, den Sitz ihres Hauptsymptoms, nennt.)

Landschaft? Es sollen auch Hügel da sein, nicht nur flache Landschaft, ich bin gerne in der Natur mit Bäumen und so.

Bewegung? Manchmal habe ich im Auto oder Flugzeug Übelkeit. Das kommt vor allem, wenn es zu warm ist, wenn die Luft nicht so gut ist. Ich fühle mich dann leicht im Kopf, wenn sich die Luft nicht bewegt.

Heißhunger ? Auf Kartoffelchips, Beeren und Früchte, vor allem solche, die einfach zu essen sind (ohne Aufwand).
Genauer? Erdbeeren, Bananen, kleine Beeren. Ich konnte immer Käse essen, aber jetzt nicht mehr, wegen der schlechten Verdauung.
Welche Chips gerne ? Paprikachips vor allem.

Was essen Sie gerne? Süßes, gutes Brot, ich backe mir gerne Desserts.

Abneigung ? Ich mag keinen Spinat. Ich mag nichts Schleimiges und mag keine Muscheln. Ich mag keinen Fisch und nichts was aus dem Meer kommt allgemein.
? - Ich habe noch nie Fisch gemocht. Es ist der fischige Geruch, den ich nicht mag.

Ängste ? Panik ?
Irgendwie bin ich leicht klaustrophobisch, wenn sich Leute am Strand eingraben, das Gefühl mag ich nicht. Ich habe kein Problem im Aufzug.

Ich habe so etwas wie Angst, alleine zu sein, ich will nirgendwo sein, wo ich mit niemand sprechen kann. Ich mag es schon, anonym zu sein, durch eine Stadt zu gehen, in der viele Leute sind, ich will aber nirgendwo sein, wo keiner mich kennt.
Warum anonym? Wenn ich in ein falsches Haus gehe, wenn ich mal einen Fehler mache, das muss niemand mitkriegen.
Gefühl? Ich denke dann, die Leute denken, das weiß doch jeder, warum weiß die es nicht ?

Tiere? Keine Angst vor Tieren. Ich liebe Blumen, keine bestimmten, das ist schön hier in Deutschland, da gibt es viele Blumen.
? - Ich habe mal Katzen gemocht, aber jetzt nicht mehr. Jetzt mag ich mehr die Hunde, aber nicht besonders arg.

Ärger? Es kocht für eine Zeit im Innern, und dann kommt es raus.
Es kommt sehr selten zur Oberfläche.
Gefühl danach? Es schüttelt mich, wie Zittern. (shaking). Ich frage mich, ob ich das hätte tun sollen, ob es richtig war, meinen Zorn zu äußern.

Ich frage mich, es passiert so selten, ich frage mich, was sie über mich denken danach.
Ich will jedem ein Freund sein, ich will das nicht kaputt machen.
Probleme mit innerem Ärger? Ich habe Probleme, wenn jemand das berührt, worüber ich zornig bin. Es arbeitet in meinem Kopf herum, was kann ich dagegen tun, ich will es nicht. Das ist sehr oft so, aber macht mir keine körperlichen Probleme.

Sorgen? Ich spreche nicht über unangenehme Dinge, bin anders trainiert. Ich bin eher verschlossen. Distanziert. Ich bin nur für wenige offen, die mich tiefer berührt haben (kennen).

Was ist schlimm für Sie gewesen, worüber denken Sie öfters nach?
Ich denke über meine Freundschaften nach (relationships). Eine Freundschaft, die ich hatte, als meine Akne kam, war keine Beziehung, also wir wohnten zusammen (Wohngemeinschaft in der Studentenzeit). Wir waren gute Freunde, aber er fand eine andere Freundin, dann wollte er nicht mehr mit mir sprechen, das hat mich sehr verletzt. Ich war von seinem Leben ausgeschlossen. Plötzlich. Der wirklich schwierige Part kam danach, als das mit der Akne war.
Was war das Schlimmste daran? Das Schlimmste war, wir hörten auf zu kommunizieren; wir kamen auseinander. Diese Distanz, als wäre die Beziehung ganz weg. Ich war so unwichtig in seinem Leben, ich fand nie heraus, warum er nicht zu mir sprach.
Wir waren noch im selben Apartment zusammen. Aber es war nicht das selbe, wir waren vorher Partner. Als er diese Frau traf, war er immer weg, ich war dann alleine. Nach 6 Monaten zog er dann weg. Ich war sicher, ich werde ihn nicht mehr sehen.
Eifersucht? Ich mag die Frau sehr. Ich war auch auf der Hochzeit von den Beiden.
Gefühl ? Es war furchtbar (horrible), viel Weinen und Heulen die ersten Wochen. Ich war so traurig wie nie zuvor, so verloren. So eine gute Freundschaft, dann nichts mehr, ein Teil von mir war gegangen.

Andere schlimme Erlebnisse ?
Meine Tante, sie war ein Freund für mich, wir spielten viel bei ihr. Sie wurde sehr sonderbar, das war der schlimme Teil. Sie hat dann die Wäsche nicht mehr gewaschen und so. Sie ließ sich nicht helfen. Das war vor 6 Jahren. Einmal fiel sie hin, sie wollte keine Hilfe, sie war geschockt, es war ein fürchterlicher Sturz. Aber sie war zu stolz, sie wollte keine Hilfe.
Sie hatte was gebrochen, sie litt die ganze Nacht, aber rief niemand. Sie war zu stolz jemand zu rufen.

Sie hatte viel gebrochen (Knochen). Sie starb daran. Ich habe das Bild von ihr in mir, sie fällt zurück auf die Treppe und ich sitze da und mache nichts. So wie sie gelebt hat, ist sie gestorben, aber es ist trotzdem schlimm.

Gefühl? Ich merkte, ich sollte was tun, aber da war es zu spät. Sie starb dran, das war falsch nichts zu tun.

Träume danach?
Dass sie noch lebte, nichts spezielles.

Wiederkehrende Träume?
Ich kam in ein Haus, das bestand nur aus Treppen und ich fand nicht heraus. Einmal sagte ich, ich muss geradeaus durch, meinen Weg finden. Dann fand ich ihn und war draußen.
Orientierung normalerweise? Ich finde mich gut zurecht.

Kindheit? Die war nicht so toll. (Childhood ? Not so great.)
Ich will es nicht wiederholen. Unsere Familie funktionierte nicht gut, es war für mich normal. Aber als ich sah, dass woanders sich die Leute besser kannten und verstanden, war es nicht so schön.
? - Mein Vater kam heim, trank Cocktails. Nach einer Stunde waren sie beide betrunken, es gab Schreiereien, aber keine Schläge. Es war sehr laut und sie hatten Kämpfe. Mein Vater war über meine Mutter verärgert. Es war sehr zerstörend, er war wie Jackill and Hide, Tags alles schön, dann ab 5 Uhr änderte sich alles. Dann wurde er unfreundlich.
Gefühl ? Wir vermieden es. Meine Großmutter und meine Mutter konnten nicht mit Geld umgehen. Meine Mutter war sehr negativ, das frustrierte meinen Vater.
Wir waren in unseren Zimmern. Wir wollten nicht mit hineingezogen werden.

Streit ? Immer noch vermeide ich das, ich lache dann nervös. Es ist diese Unstimmigkeit. Es macht mich nervös, diese Unstimmigkeit (disagreement). Ich will weggehen dann.
Vom Verstand her weiß ich, Streit muss sein, aber emotional will ich das nicht.

153

Erste Erinnerungen? Das ist schwierig zu sagen, ich weiß nicht, was ich erinnere und was ich aus Erzählungen weiß. Ich erinnere mich noch an das Haus, in dem wir wohnten. Die Ferien mit der Familie, daran erinnere ich mich noch.

Interessen? Ich liebe Lesen und Schreiben, ich mag Wörter.
Lieblingsbuch? Ich mag Fiktion, mehr als Nichtfiktion. Ich selbst kann keine Charaktere aus der Luft schaffen.
Mysteries mag ich. Die Suche nach der Antwort ist wichtig.
Ich mag Leute, die interessante Leben haben. Wenn die Wörter gut zusammen gesetzt sind, die Sprache toll benutzt wird, das mag ich sehr.

Ungerechtigkeiten?
Es kommt darauf an, wenn Frauen in der Wissenschaft nicht respektiert werden, dann kann ich denken, das bin ich, dann reagiere ich sehr heftig.

Herzenswünsche?
Ich würde gerne "Happiness" finden, Frieden auf Erden, zusammenarbeiten statt, ...einfach glücklich sein.

Ohne genauere Analyse führten mich diese Symptome direkt zu Magnesium-muriaticum: Verirrt im eigenen Haus; empfindlich gegen Streitigkeiten mit Verlangen nach Frieden, unterstützt durch das Allgemeinsymptom, Unverträglichkeit von Milch.

1. Gemüt - Beschwerden durch - Freundschaft, betrogene
2. Gemüt - Streiten - Abneigung gegen
3. Träume - Verirren, sich zu
4. Magen - Schmerz - Milch - agg.

	mag-m.	mag-c.	sulph.	Nat-c.	aur.	ign.
N°	9/13	9/11	5/7	4/4	3/3	3/3
1.	1	1	1	-	1	1
2.	1	1	-	-	-	-
3.	1	1	-	1	-	-
4.	3	2	2	1	-	-

Das Muriat schien mir passender als das Carbon, wegen der starken Zurückhaltung der Patientin(Gemüt - Kummer - still: Mag-m.).
Ich gab eine Doppeldosis C30 / C200 (im Abstand von 2 Stunden einzunehmen).

Nach 6 Wochen:
Ich weiß nicht, es war keine gute Reaktion, die Akne ist stärker als sonst. Es explodiert. Ich habe viele Probleme mit der Verdauung, vielleicht deshalb und das seit Wochen.
Es ist unter der Haut direkt, die Akne.
Ich habe Milchprodukte besser vertragen, das ist mir positiv aufgefallen, aber der Durchfall ist nach wie vor.
Seit wann ist das schlimmer ? Es ist seit 3 Wochen schlimmer mit der Haut.

Gefühl insgesamt? Müde. Not great. Sehr tiefe Momente, es war eine sehr depressive Woche gerade. Ich bin viel down.

155

Depression ? Es war eine Art Hoffnungslosigkeit. Ich bin nicht zufrieden mit mir, wie ich Dinge erledige, wie ich mit Leuten umgehe. Shut down. ? - Es ist ein bekanntes Thema in meinem Leben.

Ich war viel arbeiten, ich gehe zur Schule, zur Arbeit und dann ins Bett. Ich fühle mich im Moment besser, weil ich viel zu tun habe.
Wenn ich aber Zeit habe zum Nachdenken, dann bin ich nicht glücklich.

Es war verwunderlich, dass ich Milchspeisen essen konnte ohne große Probleme.

Träume ? Ja, ich war wieder auf der Schule, meine beste Freundin war da, sie wollte mich nicht sehen. Ich fühlte mich traurig. Sie war nicht an mir interessiert.
Treppentraum ? Der war wiederholt da. Über eine große Zeitspanne. Es hat mich gestört, weil er so oft kam zeitweise. Erst am Schluss fand ich raus.
? - Treppen hoch und Treppen runter, am Schluss gehe ich gerade aus und raus.

Man kann nicht sagen, dass die Arznei nichts gemacht hat, aber die Verschlimmerung hält doch schon recht lange an und die Besserung ist peripher. Es ist eine typische Reaktion auf eine Arznei, die einerseits zu gut passt, um keine Reaktion herbei zu führen, andererseits nicht gut genug um die Sache reibungslos in Ordnung zu bringen. Solch ein Verlauf ist mindestens ein Grund dafür, sich die Anamnese nochmals genau anzusehen:

Die Hauptthemen geordnet nach Wichtigkeit:

- Nicht sprechen oder kommunizieren können.
- *Sie erwähnt als Angst, dass sie nirgendwo sein will, wo sie mit niemandem sprechen kann und das Schlimmste überhaupt war, dass ihr Freund nicht mehr mit ihr kommunizierte, mit ihr sprach. Auch die sterbenskranke Tante rief niemanden, teilte sich nicht mit.*
- Das Gefühl, weniger Attraktiv zu sein, steckt in der Akne. (hässlich).

- Der Traum vom Treppenlabyrinth, aus dem sie herausfindet ist wichtig, weil wiederkehrend.
- Ihre Kindheit ist geprägt von den Schreiereien der betrunkenen Eltern, was sie als zerstörend empfand.
- Beachtenswerte Allgemeinsymptome sind Milchunverträglichkeit mit Durchfall; Abneigung gegen Meerestiere.
- Auffallend ist das Bild für Klaustrophobie: eingegraben im Sand und wie sie ihre Blähungskolik umschreibt, nämlich mit schädlichen Gasen, die explodieren.
- Erfragt: Frauen werden in der Wissenschaft nicht respektiert.
- Körperlich: Sehnenschmerzen vom Tippen.

Bis auf die Milchunverträglichkeit, deckt Kalmar tatsächlich alle Probleme gut ab und sogar einige Besonderheiten (Treppentraum, Hässlich sein) und Details (Sehnenprobleme durch Tippen). Also verschrieb ich Krallenkalmar 30k, die Prüfsubstanz.

Nach 6 Wochen berichtet die Patientin:
Ich hatte noch mal die Krämpfe im Magen. Ich hatte ganz wenig Akne, es kam kaum was, ich fühlte es unter der Oberfläche.
Ich hatte nicht so große Depressionen wie nach der ersten Arznei, das war besser.
Krämpfe ? Es ist manchmal noch, und es kommt wohl, wenn ich viele Milchprodukte zu mir nehme, aber kein Durchfall mehr seit der letzten Arznei.
Akne ? Es ist sehr wenig davon. Es sind wenige und ich nehme nichts dagegen.

Gefühl insgesamt ?
Ich habe einen gute Stimmung, geschäftig, ich bin sehr geschäftig und doch zufrieden.

Krämpfe ? Sie sind wie eine Linie (sie zeigt den Unterleib). Es ist ein kurzer Schmerz.

Ich fühle Dinge sich herumbewegen. Da arbeitet was. Es stört nur und ist nicht wirklich schmerzhaft. Ich mag das Gefühl nicht, dass sich da was bewegt.

Wie oft ? Zweimal die Woche.

Ich kann alles essen, es scheint in Ordnung zu sein. Auch Creme, ich weiß nicht genau, woher die Krämpfe wirklich kommen.

Die Schreibhand merke ich vom Tippen. Es ist taub leicht, ein dumpfer Schmerz. Es ist die rechte Hand. Es ist auch die Maushand (PC).

Als ich es nahm, hatte ich das Gefühl, es tut was. Ich dachte immer, ich explodiere mit den Aknepusteln, das ist nicht mehr, und meine Stimmung ist anders. Da änderte sich nichts massiv, aber ich merke, die Stimmung geht nicht mehr runter, keine Downs mehr, das ist besser.

Nebenwirkungen? Keine Nebenwirkungen.

Träume? Ich weiß die nicht mehr so genau.

? - Einer nahm mich sehr in Anspruch, es ging um meine Schwester und ihren Sohn. Der Vater lebt nicht mit ihnen, der Sohn ist 5. Es ist nicht leicht, ihn in die Schule zu bekommen, sie hat Probleme. Und meine Mutter ist enttäuscht, dass er unehelich ist. Es gab Probleme mit dem Namen von ihm, dem Nachnamen, die Mutter meinte, er hätte keinen Namen.

Dann im selben Traum: Ich war in einer Bibliothek, wir machten den Teppich weg, da waren ganz viele Bücher und die Buchrücken bildeten den Boden. Das war sonderbar.

Idee, was der Traum soll ? Er soll die Schule beginnen, ich bin besorgt. Meine Schwester überlegt, wie sie ihn hinbringt, oder ob sie ihn selbst unterrichtet.

Mehr Träume? Ein kurzer Traum: Ich ging in mein Büro, da waren drei unbekannte Leute, die hatten alles anders arrangiert und hatte neue Möbel gekauft. Es sah sehr schön aus, aber es war schwer ins Zimmer zu kommen.

Kalmar 30 k wiederholt. Nach weiteren 6 Wochen:

Es ist sehr gut geworden. Ich habe nur einmal wahrgenommen, dass die Akne wiederkam vor der Periode, aber nur ein wenig, dann ging es wieder weg.
Keine Probleme mit dem Magen mehr gehabt. Ich esse Milchprodukte jeden Tag, es ist kein Problem mehr.
? - Die ganze Zeit war die Haut gut, leicht schlechter vor den Tagen, das ist normal.

Es ist auch seelisch sehr gut, das merke ich, ich habe keine Probleme mehr mit Tiefs gehabt. Ich habe mal ein paar kleine Täler gehabt.

Träume? Ich hatte einen. Ich war am Arbeiten, ich war die einzige Frau. Einer kam und machte einen Witz, er sei so gut sein wie alle Männer hier und natürlich besser als die Frauen. Ich sagte ihm, dass mich das sehr verletzt. Und ich fühlte mich nicht schlecht dabei, wie sonst im Traum.

Ich hatte einen anderen Traum noch, eine Frau wollte mir klar machen, dass ich lesbisch sei. Ich konnte mich auch in diesem Traum gut wehren.

Schlussbemerkungen
Ich habe ihr die Arznei in der C 200 mitgegeben. Sie soll sie einnehmen, falls es wieder Probleme gäbe. Die Symptome sind auch ein halbes Jahr nach der letzten Konsultation nicht mehr aufgetreten. Der Kalmar hat bisher gut gearbeitet für meinen Eindruck, allerdings ist die Beobachtungszeit zu kurz, um wirklich zu wissen, wie gut der Kalmar wirkt.
Aus diesem Grund möchte ich den Fall auch nicht überstrapazieren und nur einige interessante Details erwähnen, um ganz allgemein Arzneimittelprüfungen besser verstehen zu lernen. Es ist nämlich einfach sonderbar, auf welche kuriose Weise Prüfungssymptome in Fällen auftreten. So ist zum Beispiel aggressives Gas, welches betäubt oder willenlos macht, ein Prüfungsthema. Im Fall finden sich störende Gase der

Verdauung, die sicherlich mehr herausstechen, weil die Anamnese in englischer Sprache verlief.

Die Kommunikationsstörungen zwischen Sender und Empfänger und das Verachten und Ignorieren des anderen Geschlechts tauchen in diesem Fall als eine wie abgeschnittene (Thema Schnitt, Durchschneiden) Freundschaft mit Kommunikationsstillstand auf.

Infolge wird die Patientin zwar nicht dick und fühlt sich hässlich, dafür entwickelt sie Akne und fühlt sich weniger attraktiv.

Die aus der Prüfung bekannte Destruktivität in Zusammenhang mit Alkohol, erlebte sie in ihrer Kindheit in feinerer Variante als Cocktailschreiereien.

Das deutliche Gefühl in der Prüfung, eingesperrt zu sein, findet sich recht meernahe wieder, als Abneigung eingegraben zu werden. Eine Sepiapatientin könnte das selbe Ereignis durchaus als Lieblingsspiel in ihrer Kindheit beschreiben.

Der Treppentraum und die Sehnenbeschwerden durchs Tippen sind O-Ton der Prüfung.

Die Themenmischung von *plötzlich abgeschnittener Beziehung zwischen Mann und Frau, mit Kommunikationsstillstand und einer Brise Verachtung und Ignoranz, was infolge zu einem Gefühl führt, weniger attraktiv zu sein,* ist ein interessanter klinischer Ansatz für den Krallenkalmar, zumal es auch ein häufig vorkommender Umstand ist. Natürlich wird der nächste Patient die Themen neu abmischen, damit es uns Homöopathen nur ja nicht langweilig wird.

Der Nautilus.

Kontaktprüfung & Einnahmeprüfung
(Das Ausgangssubstanz ist aus Teilen des Perlmutgehäuses und Siphos eines Nautilusgehäuses.
Die Prüferinnen und Prüfer sind mit Vornamen genannt. Die Berichte sind jeweils chronologisch über den Zeitraum vom 8.12. bis 13.12.1999)

Gerhard, 38. Prüfung mittels Einnahme von zwei Tropfen der 30k Tinktur. (Substanz bekannt)

(1) Träume von meinen 2 Brüdern. (sehr ungewöhnlich für mich)
- Träume - Geschwister, von.

(2) Traum einen Anhänger ganz schwer schieben zu müssen und das nicht zu schaffen. Eigentlich müsste das leicht gehen. Aber es geht ganz schwer und der Traktor ist kaputt. Wir müssen noch um eine 360 Grad Wendung, aber wir schaffen das nicht, das Wenden ist so schwierig. Die Polizei kommt noch, weil wir ein Verkehrshindernis sind. Sie macht aber keinen Ärger. Ich habe Angst, wenn die Deichsel zu stark eingeschlagen ist, dass der schwere Hänger umkippt. Ich sehe noch eine Kreuzung und denke, am besten wenden wir auf der, die ist groß genug, das ist natürlich ein Verkehrsproblem. Es ist wirklich an der Grenze zur Kraft, um ein bisschen vorwärts zu kommen. Es ist auch noch einiges an Verkehr um uns.
- Träume - Erfolglose Anstrengungen - schieben, einen Anhänger zu schieben / Kurve, um eine Kurve herum zu kommen.
- Träume - Anstrengung - körperliche.
- Träume - Verkehrshindernis, zu sein.
- Gemüt - überholungsbedürftig.
- Gemüt - Behäbig
- Träume - kippen - Anhänger droht zu kippen.
- Träume - Verkehrshindernis, zu sein.
- (Extremitäten - Gehen - schwierig - alten Menschen, bei.)
- Träume - abgetrennt - Hänger vom Traktor.

(3) Ich sitze mit einem Freund im Hof und sehe, wie ein anderer Freund von mir in der Wohnung im zweiten Stock mit Gewalt den Kabelstrang herausreißt und die Leitungen runter sausen lässt, auch den Fernsehanschluss. Der Kabelbaum hängt zwischen den gegenüber liegenden Häuserreihen und mir ist klar, dass das viel Arbeit wird, den wieder aufzuhängen.

- Träume - Anstrengung - körperliche.
- Träume - abgetrennt - Anschlüsse, elektrische und Fernsehanschlüsse.

(4) Halsschmerz links, schlimmer beim Schlucken, morgens in der Frühe, beim Erwachen.

- Innerer Hals - Schmerz - links.
- Innerer Hals - Schmerz - Schlucken.
- Innerer Hals - Schmerz - morgens - Erwachen, beim.

(5) Traum: Ich habe eine Hose an, die Hochstand hat, die sehr altmodisch ist, wie man es gar nicht mehr trägt heutzutage.

- Traum - altmodisch - Kleidung, Hose mit Hochstand.

(6) Traum: Eine alte Frau wohnt in ihrem Haus, ich bin auch kurz drin und schleppe etwas heraus. Ein Fenster ist kaputt; sie behauptet, das hätte ich kaputt gemacht, das stimmt aber nicht. Ich komme wieder an das Haus. Es ist schon richtig verfallen und soll wohl renoviert werden. Die Tür steht offen, es ist jemand drin, der hier nicht hinein gehört, oder jemand will rein. Ich frage, was er da will und schicke ihn weg. Ich habe eigentlich auch nichts da verloren, tue aber so, als sei ich rechtmäßig hier. Er scheint eine Wohnung zu suchen. Ich sage, die alte Frau sei nur in Urlaub, das Haus würde renoviert.

- Träume - alte Menschen, von.
- Träume - Gebäude - alte, verfallene und unrenovierte.
- Träume - Beschuldigungen - Verbrechens beschuldigt zu werden; fälschlich eines.
- Gemüt - Anmaßend.

- Gemüt - Lügner.
- Gemüt - renovierungsbedürftig.

Der Nautilus renoviert nie, er stockt nur auf jedes Jahr. Interessant wie die Biologie hier umgesetzt wird. Das alte, verfallene und überholungsbedürftige Element erscheint überall.

(7) Traum weiter: Neue Szene bei einem anderen Haus, es kommt jemand und sagt, "Herr Pfarrer, ich habe den Schlüssel gefunden." Der sagt, "sie können nicht einfach in das Haus eindringen. Legen sie den Schlüssel hin und warten sie, bis sie rein dürfen." Sie gehen aber doch in das Haus, und dann in eine Filmkammer. Ich treffe eine Frau, die ich wohl kenne und frage, was sie noch hier macht. Sie sieht aus wie eine Reporterin. Sie sagt, sie würde jetzt an wichtiges Filmmaterial herankommen, deshalb sei sie noch nicht weg. Es ist irgendwie unrechtmäßig, dieser Einbruch. Es ist eine Atmosphäre wie in einem Krimi.

- Traum - Einbruch - in ein fremdes Haus.
- Träume - Film - Filmkammer.
- Gemüt - Neugierig - Einbrechen aus Neugierde.

(Wie bereits erwähnt: Film ist ein Tintenfischthema.)

(8) Traum: Ich war bei meiner Schwester und ihrer Familie auf Besuch, sie wohnten im 3. Stockwerk und hatten viele Zimmer für alle Kinder. (Real wohnen sie im Erdgeschoss). Ich verabschiedete mich und als ich ging, sah ich, dass das zweite Stockwerk unbewohnt war. Ich schaute mir die leeren Räume an. Die sahen aus, als wenn jemand gerade ausgezogen wäre, unrenoviert.

- Träume - Wohnung - alte, verfallene und unrenovierte.
- Träume - Wohnung - leerstehend, mit vielen Zimmern.
- Träume - Verwandte - besucht.

Es ist immer wieder neu verblüffend, wie in der Arzneiprüfung biologische Details auftauchen. Genau wie beim Nautilus in Natur ist hier im Traum nur der oberste Stock bewohnt. Ich würde den Biologen gerne die homöopathische Kontaktprüfung als Forschungsmethode nahebringen.

Es ließe sich so manches Geheimnis lüften. Aber eher geht ein Kamel durch ein Nadelöhr als dass ein Biologe seine Träume als Forschungsmethode benutzt.

(9) Knieschmerzen, besonders an der Oberkante der Kniescheibe. Am meisten schmerzt es beim Treppen hinabsteigen, aber auch beim Gehen, sehr wenig beim Sitzen.

- Extremitäten - Schmerz - Knie - Kniescheibe - Gehen, beim.
- Extremitäten - Schmerz - Knie - Treppen; beim Hinabsteigen von.

Das Knie und seine Bänder zeigen sich als ein Hauptangriffspunkt der Tintenfischfamilie.

(10) Schmerzen an den Austrittspunkten der mittleren Nervenäste des Trigeminus und viel Schleim in den Nebenhöhlen. Es tut einfach weh, kein besonderer Schmerzcharakter.

- Gesicht - Schmerz - Nerven.
- Gesicht - Schmerz - Wangenknochen.
- Nase - Katarrh - erstreckt sich zu - Kieferhöhle.
- Allgemeines - Entzündung - Nebenhöhlen, der.

(11) Verlangen an die frische Luft zu gehen.

- Allgemeines - Luft - Freien, im - Verlangen nach Aufenthalt im.

Petra, Kontaktprüfung mit der 30 k.
(12) Es klopft während eines Anrufs ständig hörbar in meiner Wohnung, wie wenn etwas abgeklopft würde, z.B. Mauerwerk.

(12a) Olli: Irgendwann in der Nacht bin ich wach geworden durch starkes Klopfen im ganzen Haus, wie wenn man mit der Faust kräftig an die Wand klopfen würde, nach kurzem Überlegen habe ich gedacht, das habe ich nur geträumt. Am nächsten Morgen treffe ich meine Mutter, die zu meiner Überraschung fragt, warum ich die Nacht geklopft hätte, ich bin mir fast sicher, das ich nicht geklopft habe.

- Gemüt - Empfindlich - Geräusche, gegen - Renovierungslärm, wie Klopfen gegen eine Mauer.

(13) Die vergangenen Tage habe ich mich mehrmals gestoßen, so dass es weh tat mit späteren blauen Flecken.

- Gemüt - Ungeschicklichkeit - stößt gegen Sachen.
- Extremitäten - Ungeschicklichkeit - Beine - stößt an Gegenstände an.
- Haut - Farbe - bläulich - Stellen, an einzelnen.

Hier sieht man eine interessante Variante von Traum (2), dem Hänger, der kaum um die Kurve kommt und aneckt.

(14) Erotischer Traum: Ich habe Sex mit einem Mann, mit dem ich mich vorher nicht so verstanden habe. Es ist klar, dass wir kein Paar sind und auch keines werden. Gefühl: Es ist schön und von Verständnis geprägt.

- Träume - Erotisch.

(15) Traum: Es geht um Farben und Lacke. Ein großer Betrieb ist in seiner Entstehungsphase, er ist noch nicht fertig eingerichtet, ein Freund von mir soll dort eine Lehre beginnen. Ich sehe großflächige Farbtafeln in kräftigen, satten, gelackten Farben, immer eine Farbe auf großer Fläche, gelb, blau und grün sind die Hauptfarben. Thema: es sei besser in einem großen Betrieb eine Lehre zu machen, als in einem kleinen. Der Betrieb und der Freund haben einen Neubeginn.

- Träume - Renovierung.
- Träume - Lack und Farben - kräftige, satte.

Bunte Farben, bunte Träume zeigen sich als generelles Thema der Tintenfischfamilie.

(16) Traum: Ich gehe mit einem Bekannten essen. Als wir in das Restaurant kommen, nehmen wir kurz wahr, dass an einem Tisch ein Kollege von ihm und dessen Frau sitzen. Ich setze mich an unseren Tisch. Bevor mein Bekannter sich hinsetzt, schaut er in seine Brieftasche, als wolle er schauen, ob er genug Geld bei sich hat, dann geht er zu dem Tisch seines Kollegen. Es ist dort gerade niemand am Tisch und mein Bekannter fängt an, die Geldscheine zu tauschen. Seltsamerweise steckt er die Geldscheine in den beiden Börsen des Paares und seiner Börse hin und her. Ich sehe das alles von meinem Tisch aus und ich habe nicht den Eindruck, dass er die anderen bestohlen hat, sondern ihnen einen kleinen Streich spielen will.

- Träume - vermischen - fremdes mit eigenem Geld aus Spaß.

Man sieht eine gewisse Intimitätsverletzung, ein Eindringen in die Privatsphäre aus Neugierde (7) oder Spaß.

Olli, 38j.
(17) Traum: Vor einer Kirche war eine große Menschenmenge. Kommissar Palü hat eine Rede gehalten, der ist noch viel kleiner als normal, fast ein Zwerg, er geht mir bis an die Brust. Ich gehe dann an ihm vorbei in die Kirche rein und schließe die Tür hinter mir. Ich weiß nicht, was ich dort will. Es ist noch jemand anderes in dem Raum, ein Typ. Ich weiß nicht, wer das war. Ich unterhalte mich mit dem, der sagt halt, er hätte letztens 2 Grundstücke erworben, die liegen beide an einem Fluss, an einer Flussbiegung, einer Flussschleife. Die Grundstücke liegen kurz hintereinander. Das eine Grundstück, mit dem wäre alles in Ordnung, aber mit dem anderen, da hätte er wohl einen Fehlgriff gemacht, das wäre nicht das, was er sich vorgestellt hätte. Er wäre da wohl Grundstücksspekulanten auf dem Leim gegangen. Ich weiß nicht, um was es bei den Grundstücken ging.

- Träume - Kommissar Palü, von. (Tatortkommissar aus dem Saarland)
- Träume - Verkleinert - Menschen sind.
- Gemüt - Wahnideen - verkleinert - Menschen sind.
- Träume - Fehlgriffen.
- Träume - Spekulation - sich verspekulieren.
- Träume - Fluss - Flussbiegung.

- Gemüt - Beschwerden durch - Geldverlust - Spekulationsverlust; durch.

Dieser Traum enthält eine typische Signaturvariante, die sich von der Namensgebung ableitet: Zur Verreibung wurde neben dem Gehäuse auch ein Stück Sipho benutzt. Schaut man im Lexikon nach, so ist es definiert als ein gebogenes Rohr, welches Wasser enthält, um üble Gerüche zu vermeiden. Hier im Traum erscheint das "gebogene Wasser" als Flussbiegung, oder auch als 360 Grad Kurve (2), um die man mit Mühe herum kommt. Zahlreich sind auch die Träume, die sich auf das Gehäuse, Haus oder die Wohnung des Nautilus beziehen. Sogar der Lack, der oft ein Nautilusgehäuse ziert, erscheint in der Prüfung (15). Es ist wohl nicht so gleichgültig, welche Teile man zur Arzneiherstellung benutzt.

(18) Traum: Bin mit dem Auto gefahren, und zwar waren es gefährliche Situationen. Es kamen mir Autos entgegen, denen ich ausweichen musste. Das erste mal klappte das auch noch prima, aber dann sah ich in einer Kurve ein weinrotes Auto auf mich zukommen und es kracht. Ich steige aus und gucke mir die Geschichte an. Ich denke, ich hatte Glück im Unglück, es hätte noch schlimmer kommen können. Ich war nicht verletzt und was an den Autos beschädigt war, weiß ich nicht mehr. Gestern haben ständig Leute aufgeblinkt, die mir entgegen gekommen sind. Vielleicht sind die Scheinwerfer zu hoch eingestellt.
- Träume - Ausweichen zu müssen.
- Träume - Unfall - Kurve, Autounfall in der Kurve.
- Träume - Kurve - Probleme in Kurven und Biegungen - Fehlgriffe, Unfälle, Umkippen.

(19) [Gefühl: Den ganzen Mittag ein Gefühl, ich hätte was im Hals, Schleim oder einen Kloß. Ich musste dauernd räuspern, um das weg zu machen. Ich habe seit Samstag nicht mehr geraucht. Und jetzt bin ich erkältet mit Fieber, Mattigkeit, Kopfschmerzen rechts über dem Auge, stechend, (bekanntes Symptom.)
Husten ist dabei, der kommt tief aus der Brust raus. Damit verbunden sind starke Müdigkeit, wenig Appetit, kein Durst und ein Pfeifen auf der Lunge.]

(20) Traum: Es ging ums verheiratet sein oder um Heirat. Einmal hat das wohl prima geklappt mit der Heirat. Es war irgendwie Harmonie. Das andere Mal war es ein Reinfall.
- Träume - Hochzeit.
- Träume - Fehlgriff.

(21) Ein Schlagwort von einem Traum ist mir in Erinnerung: Der eiserne Vorhang. Ich verbinde damit irgend etwas Getrenntes, etwas ist getrennt.
- Gemüt - Wahnideen - getrennt - eiserner Vorhang.

Dieses Symptom erinnert natürlich an Sepia, was vom Wort her "Zaun" bedeutet. Beim Nautilus hat sich schon gezeigt, dass Intimitätsgrenzen überschritten werden per Einbruch zum Beispiel. So verwundert der eisernen Vorhang als effektiver Schutz gegen Eindringlinge nicht. Es verdichtet sich zunehmend hier ein Thema der Tintenfischfamilie: Übergriffe und Intimitätsverletzungen, Grenzverletzungen. Am Massivsten bisher beim Krallenkalmar durch Betäubung, Messer und Vergewaltigung. Beim Nautilus scheint es mehr mit Jux und Neugierde zu tun zu haben.

Evelyn, Kontaktprüfung mit der 30k.

(22) Traum: Ich war beim Einkaufen in einem Supermarkt. Der Einkaufswagen ist höhenverstellbar, aber ich kann ihn zuerst nicht richtig einstellen. (Es ist ein Hebel, wie er normalerweise an Bürostühlen ist.). Es geht so schwer. Dann sehe ich jemanden, der mir entgegenkommt. Dessen Wagen ist mindestens 20 cm tiefer als meiner. Ich probiere es noch einmal, und da jetzt auch schon ein paar Sachen darin liegen und der Wagen dadurch wahrscheinlich etwas schwerer nach unten drückt, lässt er sich runterdrücken. Ich kaufe Papiertaschentücher, Küchenrollen und suche dann Aufsätze für die elektrische Zahnbürste der Kinder. Die Zahnbürsten liegen alle unverpackt in einer großen Schachtel und ich nehme mehrere in die Hand, um die passenden auszusuchen. Ich kann aber nicht die richtigen Zahnbürsten finden. Ich denke noch, das ist aber sehr unhygienisch, wenn die jeder in die Hand nimmt.
- Träume - Gemüt - Hygiene - Zahnbürsten sind unhygienisch.
- Träume - Höhenregulation - Schwierigkeiten mit der Einstellung der Höhe.

(23)   (Morgens beim Aufwachen habe ich leichte Kopfschmerzen, ziehende Schmerzen nach innen, linke Schläfe, wechselt später zur rechten Schläfe. Das hängt aber wahrscheinlich mit der Periode zusammen.)
Gestern hatte ich sehr starkes Ziehen im Unterleib, bedingt durch die Periode, das normal auch einige Tage anhält. Das Ziehen war morgens komplett weg und ist während der Periode auch nicht mehr aufgetaucht. Das hält normalerweise länger an, diesmal war es abrupt weg.
* Abdomen - Schmerz - ziehend - Hypogastrium.
* Abdomen - Schmerz - Menses - während.

Brigitta:
(24) In der Frühe mit Kopfschmerzen aufgewacht, es ist ein Druck nach innen, der ging von der ersten Schicht aus, die spüre ich, wenn ich mich hinsetze und wenn ich aufstehe.
* Kopf - Schmerz - morgens - Erwachen, beim.
* Kopf - Schmerz - drückend - innen, nach.
* Kopf - Schmerz - Aufstehen - Sitzen, vom.
* Kopf - Schmerz - Abwärtsbewegung, bei + Aufwärtsbewegung.
* Kopf - Schmerz - Abwärtsbewegung, bei - hinsetzen, beim.
* Allgemeines - Abwärtsbewegung - agg + Aufwärtsbewebung agg.
* Allgemeines - Steigen - agg.

aus der Signatur zu erschließen wirkt im direkten Vergleich mit einer Arzneiprüfung sehr dilletantisch.

(25) Am ersten Tag Kopfweh. Es war gewaltig. Es war heftig, von der zweiten Schicht aus nach innen, mit Übelkeit. Ganz viel Druck nach innen. Ich hatte das Gefühl, die Augen sind weich und tun weh, das ist üblich bei mir. Musste sofort aus dem Bett. Wurde besser im Laufe des Vormittags.
- Kopf - Schmerz - morgens - Erwachen, beim.
- Kopf - Schmerz - drückend - innen, nach.
- Magen - Übelkeit - Kopfschmerzen, bei.
- Kopf - Schmerz - morgens - Bett, im.

(26) Riesige blaue Flecke.
- Haut - Farbe - bläulich - Stellen, an einzelnen.

(27) Träume: Ich habe argumentiert im Traum und mich selber widerlegt. Ich hatte ganz fest vorgehabt das aufzuschreiben, dann dachte ich, das ist lauter alltägliches Zeug. So ging das die ganze Nacht mit den Träumen.
- Gemüt - Wille - widersprüchlich. *(Der Nautilus steht in dieser Rubrik mit Sepia zusammen).*

Monika:
(28) Gleich in der ersten Nacht geträumt; es war ein häufiger Szenenwechsel, wie im Film. Ein guter Spielfilm mit guter Bildqualität.
- Träume - Bildqualität, mit - wie im Kino.
- Träume - Film - wie ein Film.

(29) Traum: Mein Sohn kam und sagte, "schau was ich da habe, eine Fleischwunde." Das war eingerissen, wie aufgeklappt, unregelmäßig.
- Träume - Wunde + klaffende.
- Allgemeines - Wunden.

(30) Dann immer Szenen, in denen Leute Klavier gespielt haben, gut bürgerliches Ambiente. Die Schülerinnen haben gut gespielt, die Lehrerin hat virtuos, meisterhaft gespielt. Nicht nur gut.

- Träume - virtuos / meisterhaft - Klavier zu spielen.
- Gemüt - Meisterhaft / Virtuos.

(31) Nächste Szene: es ging um Wohnungen in Müllcontainern, es waren Assis drin, Penner von der Straße, die hatten aber eine Art Würde. Sie haben ihre eigene Würde behalten. Es war Schrott, aber es war behaglich darin, gelb rote Farben.

- Gemüt - Penner - Würdevoller Ausstrahlung und Behausung, mit.
- Gemüt - Würdevoll obwohl mittellos.
- Gemüt - Schmutzig - jedoch würdevoll.

(32) Am nächsten Tag habe ich von einem Bunker geträumt. Eine militärische Einrichtung, wir waren ein Sondertrupp, wir haben den Bunker durch einen Trick eingenommen, wir kannten den Trick. Die ganze Schlacht war dadurch gewonnen, der ganze Krieg, ein Riesenland wurde so erobert, der Krieg war vorbei. Es gab einen Kamin im Keller. Durch den Kamin haben wir den Bunker eingenommen. Wir hatten Order von der Zentrale, den Kamin zu zerstören, das fand ich schade, der war besonders, da wurden Keramiken gebrannt, der war vielfältig, ich hatte aber den Eindruck da wären mal Menschen verbrannt worden wie im KZ. Es war nicht der Grund, warum der zerstört werden sollte, es war ein Zeitdokument für mich, ich hätte das gerne in Ruhe und zu Friedenszeiten erforscht. Es war ein militärischer Traum, aber war ein friedliche Atmosphäre. (Thema KZ ist bei dieser Prüferin häufiger).

- Gemüt - Forschernatur.
- Träume - Eroberung / Einnehmen - durch Tricks, durch die Hintertür.
- Träume - Zeitdokumenten.
- Träume - militärische Operation.

Auch hier ist das Eindringen wieder mit Neugierde und Forschertrieb verbunden.

(33) Traum: Was der Bunker war im vorherigen Traum, war nun eine alte Burg, die war von einem Edlen bewohnt. Es war feucht und granitmäßig, abweisend. Der selbe Trupp, wir kamen durch einen speziellen Hintereingang hinein, wollten was untersuchen und ausprobieren.

Dann haben wir gehört, wie der Edle redete, dass wir besser nicht durch den Haupteingang reinkommen sollen. Dieser bestand aus einer Rampe, man hätte mit dem Panzer reinfahren können, eine gerade Rampe, nicht wie eine Burg. Es ging ein Stück hoch, dann um die Kurve herum in die Haupthalle. Sie war flach, wie für einen Panzer. Der Stil war unpassend.....

- Träume - Burg, alte.
- Träume - Edle Personen, von.
- Träume - Rampe als Eingang.
- Träume - Stilbruch.

(33a) ....Ich dachte, was geht hier ab, sind wir die Diener, die durch den Hintereingang müssen. Dann meinte jemand, dass es darum geht, dass der Graf wieder in seinen alten Stand gesetzt wird. Der Graf war in leuchtender Halle, mit Gästen, es waren Engländer, die waren begeistert, weil er mit dem englischen Königshaus eng verwand war. Wir spielten halt mit, hatten aber einen eigenen Auftrag, es ging dann weiter....

- Träume - Diener, wie ein - muss sich ungebührlich verhalten.
- Gemüt - Adliger - Will in seinen alten Stand versetzt werden.
- Gemüt - Anerkennung - Verlangen nach + als alter Adel.

Das Thema adelig, edel, Sondertrupp, virtuos und meisterhaft (30) zeigt sich immer deutlicher, vor allem im Zusammenhang damit, dass dieser Stand wieder hergestellt werden muss.

(33b) ...Dann waren wir auf einer großen Straße in einer alten Stadt. Entlang der Straße standen Hunderte Häuschen. Sie waren wie Eisenbahn Waggons, die als Umkleidekabinen dienen sollten, wenn man zum Meeresstrand wollte. Ich fand das seltsam, sie waren von allen Seiten einsehbar, merkwürdig für Umkleidekabinen. Wir sollten in dem Häuschen was verändern, unklar was. In den Häuschen waren so schöne Holzbänke drin, altes schönes Holz, es waren so Haken angebracht, man konnte seine Sachen anbringen. Der Mann, der drin war, hatte einen weißen Bademantel, ein Mann mit viel Geld

- Träume - Umkleidekabinen - offen einsenbare.
- Träume - Meer.
- Träume - Nacktheit.

(34) Jucken und kratzen im Hals, musste mich räuspern. Trocken, wollte was weghusten, wie ein Krümel, das da steckt. (genauso beim Olli).

- Innerer Hals - Jucken.
- Innerer Hals - Kratzen, scharfes.
- Innerer Hals - Kratzen, scharfes - Brotkrümel, wie.
- Innerer Hals - Brotkrümeln, Gefühl von.
- Innerer Hals - Räuspern; Neigung sich zu.

Britta:
(35) [Abends, als ich heim kam, ich war so hoffnungsfroh, optimistisch. So plötzlich. Positiv, hoffnungsfroh. Ich habe auch in der ganzen Woche extrem viel auf die Reihe bekommen, was ich seit Monaten vor mir herschiebe.]

Martin
(36) Habe heute nacht ungewöhnlich gut geschlafen - wie schon sehr lange nicht mehr. Nach dem Aufwachen spüre ich einen tiefen Frieden. Etwas wonach ich süchtig werden könnte und worin ich nicht durch die Außenwelt - die Kinder z.B. - gestört werden will. Will einfach in diesem Gefühl von Frieden bleiben.

- Gemüt - Frieden; Gefühl von tiefem; möchte nicht von Kindern gestört werden.
- Gemüt - Frieden - süchtig nach.
- Gemüt - Abneigung - Kinder; gegen - eigenen Kinder; gegen ihre.

(37) Gestern Abend war ich auffallend gereizt gegen meinen Sohn; es war mir zuviel und es reizte mich, dass er ständig was wollte oder sagte, und

dass das Telefon ständig klingelte. Ich wollte nur in Ruhe meine Sachen machen. Das kenne ich zwar, es kam aber gestern doch unerklärlich plötzlich. Ich war auch nicht wirklich böse, konnte mich noch abbremsen und darüber lachen.

- Gemüt - Reizbarkeit - Kindern; gegenüber - eigenen Kindern; gegenüber den.
- Gemüt - Ruhe - Verlangen nach.
- Gemüt - Verlangen; großes - Ruhe und Frieden, nach.

(38) Traum: Es ging um ein Fußballturnier. Meine Mannschaft (Sportplatz meiner alten Schule; daher die ehemalige Klassenmannschaft) hatte ein Spiel. Es war das Rückspiel, wer in beiden Spielen die bessere Mannschaft war, kam weiter. Sie spielten schon eine Weile und lagen zurück. Ich kam dann ins Spiel und war entschlossen, dass wir gewinnen und schoss ein Tor nach dem anderen, so dass wir schließlich 14:3 gewannen. Ich schoss bestimmt 10 Tore, eines nach dem anderen, aber ganz ohne Anstrengung, meist von der Torlinie aus. Es ging verblüffend einfach, die andere Mannschaft hatte keine Chance. (Anmerkung: Ich bin kein guter Fußballspieler, in die Klassenmannschaft wurde ich früher nur aufgestellt, weil es zu wenig Spieler gab. Ich habe normal auch keine Heldenträume.)

- Träume - Sieg - heldenhaft zu gewinnen.
- Gemüt - Entschiedenheit, Entschlossenheit - zu siegen.

(39) Hatte einen langen, intensiven, "verwickelten" Traum. Wurde mehrmals nachts wach und dachte, ich muss aufstehen und ihn aufschreiben, schlief aber dann wieder ein. Stand dann wenigstens morgens 2 Stunden früher auf, hatte aber das Meiste vergessen und ärgerte mich über meine Trägheit.

(40) Es spielte an einer Universität. Ich kam dort in eine Art größeres Seminar hinzu. Die Studenten lehnten sich gegen etwas (den Professor? die Uni?) auf, ich beeindruckte die versammelten Studenten, indem ich klug für ihre Position Stellung bezog. Eine Frau kam nach meiner "Rede"

zu mir und fragte mich beeindruckt, ob ich mitkäme, um bei irgendwelchen Vorbereitungen mitzumachen. Ich lehnte das aber ab...

* Träume - Auflehnung; Widerstand.
* Träume - Rede zu halten; eine lange - Stellung, Position; verdeutlicht beeindruckend seine Position.

(40a) ...Es passierte dann noch vieles, ich weiß aber nur noch, dass der Traum damit endete, dass ich ein heimliches Verhältnis mit der Freundin meines besten Freundes im Traum hatte, und Angst, dass er es rausbekommt; weil ich wusste, dass er mich dann töten würde.

* Träume - Verhältnis - von einem heimlichen V. mit der Freundin des besten Freundes, der ihn töten würde, wenn er es wüsste.
* Träume - leidenschaftlich.
* Gemüt - Leidenschaftlich.

(41) Die letzten Tage eine etwas übertriebene Neigung, mich (möglichst nur noch) mit spirituellen Dingen zu beschäftigen und darin meinen Frieden zu finden, auf der anderen Seite eine stärkere Gereiztheit meinem Sohn gegenüber, oder anders gesagt, eine Häufung an Situationen, in denen etwas zwischen uns schief läuft und wir beide unserem Jähzorn frönen. Das ist beides absolut nicht ungewöhnlich, aber in der übertriebenen Intensität doch auffallend. Ich spüre die Neigung, nur im Spirituellen zu sein und mit der Alltagswelt möglichst wenig zu tun zu haben, weil sie mich von ersterem abhält.

* Gemüt - Sprache - übertrieben, extravagant.
* Gemüt - Spiritualität - Verlangen nach Spiritualität und Frieden - möchte mit Alltäglichem nichts zu tun haben, fühlt sich gestört durch die eigenen Kinder.

(42) Beim Aufwachen wieder ein (für mich sehr seltenes) Gefühl von tiefem inneren Frieden.

* Gemüt - Friedens; Gefühl von tiefem inneren Frieden.

(43) Beim Einschlafen kurze Zeit Bilder vom Meer, von Haien, Delphinen und anderen großen Fischen, die ich unter Wasser über mir auftauchen und wieder verschwinden sehe (eine Art nicht-menschlicher Wahrnehmung).

- Träume - Meer - im Meer zu tauchen.
- Träume - Fische - mit Fischen, Haien und Delphinen unter Wasser zu sein.

Natürlich auch beim Nautilus der Meerbezug, insbesondere das Tauchen.

(44a) Wieder eine "verwickelte" Geschichte geträumt, diesmal eine Abenteuer- / Detektivgeschichte....
- Träume - abenteuerlich.

(44b) ...Es ging um die Aufklärung von Sabotageakten gegen die Besitzer großer Ländereien. Ein Held, der im Traum Tarzan hieß (ich?), löst den Fall schließlich zusammen mit der selbstbewussten Tochter der Besitzer: Ausgangspunkt von allem war eine nicht erteilte Lizenz zur Herstellung einer Art Puddingpulver (weil dessen chemische Identität unklar war) an eine japanische Firma, welche hinter den Anschlägen steckte - aus Rache...
- Träume - Sabotage - Aufklärung von.

(44c) ... Eine Szene im Traum: ein Kampf zweier Tierkolosse gegeneinander in einer umzäunten Koppel, eins davon ein wuchtiger Stier (das andere ein Hengst?), ein Schaukampf zur Unterhaltung der Zuschauer. Der Stier gelangt jedoch irgendwann - das ist auch so geplant - außerhalb der Koppel, man muss sich in Deckung bringen. Ich renne daher auch weg und springe ein paar Mal über den Zaun in verschiedene Richtungen (weil unklar ist, auf welcher Seite der Stier nun gerade ist)...
- Träume - Verfolgt zu werden - Stieren, von.
- Träume - Kämpfe - Schaukampf zwischen Tierkolossen.
- Träume - Zaun - muss über den Zaun springen, um sich zu schützen.

(44d) ...Schlussszene: Der Fall wird aufgeklärt im gemeinsamen Schlussgespräch zwischen Tarzan und Tochter (die sich nun kennen lernen; bahnt sich eine Romanze an?). Wird Tarzan nun zur Belohnung für seinen heldenhaften Kampf zum Essen eingeladen auf der Ranch der Besitzer? Das Problem ist, er entspricht eigentlich nicht dem Stand der Besitzer, um eingeladen werden zu können. Das Hausmädchen findet eine Lösung: es gibt (in den Formularen) die Kategorie "Berühmte Personen mit besonderem Führungszeugnis". Sie schickt der Tochter eine Mail, die diese auf ihrem Handy empfängt und beantwortet mit: "Ja, das ist eine gute Idee!"

- Träume - Berühmte Persönlichkeit mit besonderem Führungszeugnis, von.
- Träume - Helden, von.
- Gemüt - Wahnideen - hochgestellte Persönlichkeit; er sei eine + wird in höheren Stand erhoben durch besondere Leistung.

Eine Menge bekannter Elemente tauchen wieder auf: Der Zaun um den Stier wird geplanter Weise außer Kraft gesetzt, wiederum gehört es zum Spiel. Das mehrfache Hüpfen über die Absperrung ist ein deutliches Bild. Ein deutlicher Grundzug der Prüfung ist, dass einem ein höherer gesellschaftlicher Stand zusteht, als man inne hat. Hier führen Sieger- und Heldenmentalität, zusammen mit dem detektivischen, aufklärenden Gespür (vergleiche Kommissar Palü) dazu, dass der berühmte Tarzan durch seine besondere Leistung in den höheren Stand versetzt wird. In (34) wird der Graf in seinen alten Adelstand eingesetzt und (31) drückt aus, das in Müllcontainern wohnende Penner eine unerwartete Würde besitzen.

Das Thema "Gesellschaftliche Stellung" kommt beim Nautilus auf diese Art zum Tragen. Interessant ist der Vergleich mit Sepia in der Rubrik: Gemüt - Furcht - gesellschaftliche Stellung; um seine. Auch in der Kalmarprüfung klingt das Thema von Schichten an, allerdings aus einer anderen Richtung, nämlich Revolution und Sturz der Tyrannei.

(45) Einige Male eine Reihe unangenehmer kurzer Stiche in der Penisspitze.
- Männliche Genitalien - Schmerz - stechend - Penis - Spitze.

(46) Ein oder zwei Mal Stiche zwischen Hinterkopf und Nackenansatz, links in der Tiefe; muss dabei (hypochondrisch) an Gehirnentzündung denken.

- Kopf - Schmerz - stechend - Hinterkopf + tiefsitzend.
- Gemüt - Wahnideen - Gehirn - Hirnhautentzündung, habe eine.

(47) Nachts nach dem Aufschreiben des Traumes um 1.45 Uhr ungewohnter Heißhunger, obwohl ich am Abend zuvor sehr reichlich gegessen habe.

- Magen - Appetit - Heißhunger - nachts.

(48) Einige unangenehme ischiasartige ziehende Stiche in der rechten Lendengegend (ist erklärbar, weil ich einen schweren Kanister gehoben habe, was ich bei meinem Rückenproblem eigentlich hätte lassen sollen; kenne aber dieses Art von Schmerz bisher nicht).

Sehr spannend und unerwartet, wie dieses Fossil sich darstellt:
Edel; würdevoll, manchmal überholungsbedürftig schwankt der alte Veteran Nautilus daher und wartet darauf, nach so vielen Jahrmillionen Forschens und Vordringen in die Tiefen der Welt, endlich in den verdienten Adelsstand erhoben zu werden. **Instandsetzung** *(i. S. von Renovierung und in den richtigen gesellschaftlichen Stand versetzen.) bietet sich als Schlüsselwort an.*
Es wird wirklich Zeit, dass wir den Nautilus aufnehmen in unseren erlauchten Kreis der Materia Medica pura, bevor er ausstirbt, was leider zu befürchten ist.
*Wer hätte voraussagen können, dass das geniale hydrostatische Höhenregulationsprinzip des Nautilus etwas zu tun hat mit dem gesellschaftlichen Stand? Wieder einmal sieht man deutlich, dass die Arzneimittel***prüfung** *ihren Namen verdient.*

Eledone cirrata - Der kleine Krake.

(Vorwort und Prüfungstext von Boris Peisker, Rubriken und Kommentare von G.R.)

Sie ist eng verwandt mit Oktopus vulgaris.

Inwieweit das hier allgemein über Octopoden gesagte auch für *Eledone* zutrifft, muss - bei aller Nähe der biologischen Verwandtschaft - etwas offen bleiben. Über *Eledone* ist nämlich so gut wie nichts bekannt. Die biologische Forschung wurde in der Vergangenheit in erster Linie mit *Sepia* oder *Oktopus* durchgeführt. So ist das wenige, was man über *Eledone* erfahren kann, dass er eine ähnliche Lebensweise hat, kleiner ist, nur eine Reihe Saugnäpfe auf einem Arm hat und auch in der Nordsee vorkommt.

Cephalopoden sind bemerkenswerte Meeresbewohner, die ein wichtiges Glied in der Nahrungskette darstellen. Viele Meerestiere, Fische wie Säugetiere oder auch Meeresvögel ernähren sich in erster Linie von Cephalopoden.

Einige der bizarrsten Lebewesen der Erde sind zu den Cephalopoden zu rechnen, womöglich auch einige der Intelligentesten.

Ihr Image indes ist denkbar schlecht. Krakenhaft ist jemand, der ein äußerst vereinnahmendes Wesen hat, Bilder von Riesenkraken, die Segelschiffe zum Kentern bringen, tauchen auf.

Das Lexikon der traditionellen Symbole von Cooper schreibt: " Oktopus: Steht in Beziehung zur Symbolik des Drachen, der Spinne und der Spirale; er wird als Donnersymbol gedeutet oder als Darstellung der Mondphasen; er wird mit dem Tierkreiszeichen des Krebses in Verbindung gebracht, den Tiefen der Wasser und der Sommer-Sonnenwende, der unheilvollen *ianua inferni*."

Die Beziehung zur Spinne, die ja auch in dieser Prüfung auftauchte, ist schon durch die Zahl der Beine begründet, beide Tiere haben acht Arme/Beine.

Teils Kontaktprüfung, teils Einnahmeprüfung von Eledone:

Prüfer 0, C 30, Mittel bekannt.
(1) Traum: Urlaub am Meer, es sind hohe Wellen, schönes Wetter, von meinem Dorf sind viele Leute da, Leute, die ich vom Badminton kenne. Vor uns geht Doris, die fragt, "Boris, wieviel wiegst Du jetzt eigentlich," ich sage, "ungefähr 80 kg." Sie sagt erstaunt, "ja, man sieht das gar nicht so. Da muss ich mich mal bücken." Dann sagt sie, "du da sieht man´s ja ganz schön, die Fettrollen." Meine Frau stimmt ihr so in etwa zu, ich bin ein wenig verletzt....

- Träume - Meer.
- Träume - Wellen - von hohen.
- Träume - Fettrollen - andere begutachten seine Fettrollen (Bauch).
- Träume - peinlich verletzt.

(1a)...Ich gehe dann in die Wellen. Meine Frau sagt: Das kommt daher, dass die anderen im Dorf...Darauf lasse ich mich von einer hohen Welle überspülen, indem ich flach auf dem Boden ausharre. Das hat irgendwas damit zu tun. Da kommen die Kinder und rufen "Leimee, Leimee"....

- Träume - Wellen - von hohen - sich überspülen lassen davon.

(2) Traum: Ich gehe über einen großen Hügel, auf dem Pinien wachsen, unten links ist Wasser mit riesenhaften Wellen, bestimmt über 10 Meter hoch. Es sieht aber ziemlich künstlich aus, so gerade und betoniert. Ich gehe den Pinienhain herunter, die Wellen haben sich ziemlich beruhigt, ich gehe ins Wasser. Unter Wasser finde ich einen Markt, mit allen möglichen Ständen, eben nur unter Wasser. Ich bleibe an einem Stand mit asiatischen Spezialitäten stehen und überlege mir, was ich jetzt essen will.

- Träume - Wellen - sehr hohe.
- Träume - Wasser - ein Marktplatz unter Wasser.
- Allgemeines - Speisen - Asiatische Spezialitäten - Verlangen nach.
- Träume - Hügel, große.
- Träume - künstlich - Wellen sehen künstlich aus.
- Träume - Unterwasserwelt.

Prüferin 2, C 1000

(3) Ich bin zwar sehr spät (ca. 1.00 Uhr) ins Bett gegangen, habe dafür ganz durchgeschlafen. Während der Fastenzeit schlafe ich nie durch. Trotz vieler Getränke musste ich nicht auf Toilette.
- Blase - Harndrang - nachts.

(4) Kurzes, leichtes Herzklopfen beim Aufwachen.
- Brust - Herzklopfen - Erwachen, beim.

(5) Leichte Muskelkrämpfe in den Füßen während der Nacht ohne richtig aufzuwachen.
- Extremitäten - Krämpfe - Fuß - nachts.

Prüferin 3, C 200

(5) 1. Nacht: Nachts von Zahlen geträumt.
- Träume (Gemüt - Wahnidee) - Zahlen, von.

(6) Von einem Wolf geträumt, mich bedroht gefühlt.
- Träume - Wolf - bedroht von einem.

(7) 3.30 Uhr, Hitzewallung, danach nicht mehr eingeschlafen.
- Allgemeines - Hitze - Hitzewallungen - nachts.
- Schlaf - Schlaflosigkeit - Hitzewallungen, durch.

(8) Habe von der Arbeit geträumt.
- Träume - Arbeit.

4. Nacht: Habe die Träume nicht behalten, so gut habe ich geschlafen. Ich war die ganze Woche sehr aktiv. (*Arznei lag 6 Tage unterm Kopfkissen.*)

Prüferin 4, C 1000

(9) Morgens gegen ca. 5.00 Uhr frisch aufgewacht, keinen Traum, guter, erholsamer Schlaf.

Bedürfnis, Globuli auch tagsüber bei mir zu tragen. Ganzen Tag in Höchstform. Lösung für Computerproblem gefunden, woran schon lange laboriert wurde.

- Gemüt - Aktivität; Verlangen nach.

(10) Ganzen Tag gut gelaunt, und nicht kaputt oder zerschlagen und müde.

Fehler bei Routinearbeiten gemacht. Zahlen gesehen, die nicht da standen.
- Gemüt - Wahnideen - Zahlen - sieht Zahlen.
- Gemüt - Fehler; macht - Rechnen, beim.

(11) Traum von einem Kleidungsgeschäft, von einem Schiff auf einem Fluss, bei Nacht und Mondenschein.
- Träume - Schiff im Fluss.
- Träume - romantisch.
- Träume - Kleider - Kleidungsgeschäft.
- Träume - Mondschein.

(12) Traum: Sehr vornehmes Trachten- und Abendmodegeschäft. Mich bedient eine sehr nette Dame. Mein Wunsch: für einen Ball ein Outfit. Ohne Zögern fängt sie an, mich einzukleiden. Sie hängt mir einen falschen schwarzen chinesischen Zopf an, dann ein Käppi darauf, was ich schon immer haben wollte. Eine hellgraue Hose, ein paar schwarze Lederschuhe mit Federn dran und eine Art Spitze vorne...
- Träume - Kleidung - Ausgefallene, vornehme, exotische.
- Gemüt / Träume - Exotisch - kauft exotische, ausgefallene, multikulturelle Dinge.

(12a)...Ich gebe ein Oberteil (ein eher modernes) zurück, weil es mir absolut nicht gefällt. Das ganze Outfit gefällt mir, im Spiegel schaue ich mich an, die Haare müssten noch verändert werden, sie passen nicht ganz zum schwarzen chinesischen Zopf. (Im Spiegel ist mein Gesicht ernst.)

Dann bekomme ich eine zweite Garnitur angezogen. Diesmal eine Art Karo-Muster in grün-weiß. Im Spiegel gefällt mir diese Aufmachung gar nicht im Vergleich zur ersten....
Träume - Kleidung - extravagant, schön und perfekt, muss aussehen.

(12b)...Bei der ersten Aufmachung habe ich eine Art Poncho angezogen bekommen mit Gummizug. Den trug man über die Schulter gezogen. Erst lief ich mit herum, aber der Gummizug engte mich ein, den wollte ich nicht, auch des Preises wegen.
• Allgemeines - Kleidung - Druck der Kleidung.

(12c)...Die Verkäuferin war nach wie vor sehr nett und zuvorkommend. Ich muss für zuerst ein bisschen sparen, ich kann mir nicht alles auf einmal leisten. Der Poncho kostete z.B. 1000 DM, die Schuhe 450 DM. Beim Verlassen der Abteilung sah ich ein abricotfarbenes Ciffern-Kleid hängen. Es sprach mich sofort an, sowohl von der Farbe her, als auch vom Schnitt her. Übrigens waren viele meiner Lieblingsfarben und extravagante Stoffschnitte zu Kleidungsstücken im Traum. In diesem Kleid war vorne ein Loch eingerissen, was ich reparieren könnte. Ich überlegte, ob ich einen guten Preisnachlass bekomme, damit ich es mir leisten kann.
• Träume - Kleidung - Verlangen nach teurer Kleidung, die man sich nicht leisten kann.

(13) Gut gelaunt, fit, im Laufe des Vormittags leichter Schwindel, dann kam leichter Kopfschmerz dazu. Dabei trotzdem gutes Wohlbefinden.

(14) Traum: Meine Schwester und meine Tochter haben miteinander Streit bekommen (auf einem großen Parkplatz). Da nimmt meine Schwester meine Tochter und schmeißt sie auf den Boden. Meine Tochter wehrt sich. Aber meine Schwester schmeißt sie immer wieder auf den Boden. Zum Schluss mit dem Gesicht auf den Boden. Ich sitze im Auto, will immer hinfahren um meine Schwester abzuhalten, aber sie springt immer wieder weg.
• Träume - Streitigkeiten - brutal und handgreiflich.

- Träume - Erfolglose Anstrengungen - Streit zu schlichten zwischen Verwandten.
- Träume - Verwandte - Streit zwischen Verwandten, brutaler.
- Gemüt - Heftig, vehement - Gewalttaten führt; Raserei, die zu.

Hier sieht man deutlich, wie "krakeelen" aussieht. Ein handfester und brutaler Streit.

(15) Traum im Blumengroßhandel. Alle Blumen waren defekt und "scheckig". Alle waren sie in ein Wasserbad getaucht. Ich wollte gerne Pflanzen kaufen, aber keine gefiel mir.
- Träume - Farben - unpassend, disharmonisch - Blumen waren scheckig.

(16) Die ganze Woche fühlte ich mich sehr aktiv.

(17) Ich hatte total Power, so als wenn man 14-16 Stunden täglich ohne weiteres durcharbeiten könnte über mehrere Tage.
- Gemüt - Fleißig, arbeitsam, Arbeitswut.

Prüferin 5, C 30
(18) Vormittags müde Augen.
- Auge - Müdigkeitsgefühl.

Prüferin 6, C 30
(19) Vielleicht ein bisschen mehr ungeduldig mit meinem Sohn. Ein bisschen reizbarer.
- Gemüt - Reizbarkeit, Gereiztheit - Kindern; gegenüber - eigenen Kindern; gegenüber den.

Prüferin 7, C 10000
Nacht vor der Verteilung des Mittels:

(20) In dieser Nacht träumte ich, dass meine Schwester nicht von der Schule heimkam, und zwar aus der Schule hier am Ort. (Obwohl wir in Bayern zur Schule gingen) Wie schon so manches Mal war sie ein Kind, diesmal sieben Jahre alt und ich in meinem jetzigen Alter (normal ist meine Schwester sechs Jahre jünger.) Ich war beunruhigt, und wir fingen an, sie zu suchen und nach ihr zu fragen. Niemand wußte etwas. Es lag eine Landkarte vor uns und es waren Kreise eingezeichnet überall da, wo bereits gesucht wurde. Die Kreise überschnitten sich an manchen Stellen. Irgendjemand sagte, er wüsste, dass die Kinder verschwinden würden, man bräuchte gesunde Kinder um Medikamente auszuprobieren. Ich verstand das nicht und dachte zu Forschungszwecken werden doch Tiere genommen.

- Gemüt - Angst - Kinder - um seine.
- Träume - Suchen - ein vermisstes Kinder.
- Träume - Kreise - sich überschneidende.

Die Angst um die Kinder und vermisste Kinder war auch ein starkes Kalmarthema und ein auffallendes Zeichen in den Sepiafällen. Es ist wohl ein allgemeines Tintenfischthema, genauso wie die Gereiztheit gegenüber den eigenen Kindern.

(21) Ich wachte auf und war plötzlich sehr aufgeregt.
Am Abend bei der VHS wollten alle Teilnehmer an einer Medikamentenprüfung teilnehmen.
Wir sprachen darüber und auf der Tafel entstand ein Bild, das ich kannte, die Kreise, die sich teilweise überschnitten waren meinen Kreisen auf der Landkarte in meinem Traum zum Verwechseln ähnlich.
Es wurde auch darüber gesprochen, dass bei einem gesunden Menschen die Symptome auftreten können, die mit dem homöopathischen Mittel geheilt werden.
Dieser Satz erinnerte mich wiederum an meinen Traum und ich weiß nicht, warum, plötzlich war ich sehr aufgeregt und zitterte innerlich richtig.

- Allgemeines - Zittern - äußerlich - Erregung - Gemütes; nach Erregung des.

Ich konnte mir alles von der Seele reden und anschließend war ich etwas ruhiger.

(22) Traum: Ich träumte von Vögeln und Teilen war wichtig. Warum weiß ich nicht.
- Träume - Vögel.
- Träume - Teilen, vom.

(23) In meinem Traum ging es diesmal um Hühner und Theaterschminke (!?) ich kann mich an Einzelheiten nicht erinnern.
- Träume - Hühner, von.
- Träume von Schminke, Theaterschminke.

Das Thema Aussehen, Schminke, exotische und elegante Kleidung und bloß keine Fettrollen wird immer deutlicher.
Obwohl von der Signatur her die Vogelidee für mich nicht zu sehen war, taucht sie mehrfach in der Prüfung auf, sodass man sicher sein kann, dass es sich um ein Thema der Tintenfischfamilie handelt.

(24) Ich bin öfter aufgewacht und war hellwach, hatte eine trockene Nase.
- Schlaf - Erwachen - ausgeschlafen habe; als ob er.
- Nase - Trockenheit - innen in der.

(25) 1.55 Uhr musste ich auf Toilette (Urin), der Hals war jetzt mit einbezogen, ich schwitzte am Körper, Nasenfluss durchsichtig und zäh.
- Schweiß - Nachts (22 - 6 h).
- Nase - Absonderung - zäh.

(26) Traum: Büroartiger Raum, viele Personen, mir bekannte und unbekannte. Da waren bunte Wellpappe und Ordner. Es war nicht aufregend, nur sehr viel und schnell.
- Träume - Farbig - Pappe und Ordner sind.

Bunte Träume sind wohl eindeutig ein Tintenfischthema.

(27) Traum: Ich lag im Bett (Einzelbett), meine Tochter stand rechts unten am Fußende, meine Schwiegermutter saß auf einem unserer Küchenstühle etwas in der Mitte des Bettes, aber gut einen Meter oder etwas mehr entfernt und mein Mann stand links neben mir. Alles war ganz harmonisch, warum ich im Bett lag, weiß ich nicht. Ich fühlte mich wohl. Da war plötzlich eine große Spinne auf dem Boden vor meinem Bett. Sie fing an, vom Boden aus ein Netz nach oben an die Decke zu spinnen. Ich sagte, "R., tu die Spinne weg !" Diese war inzwischen gewachsen. Erst war sie so groß wie eine Kreuzspinne, je höher sie spann, um so größer wurde sie; jetzt war sie so groß wie eine Vogelspinne. Sie war mittel bis dunkelbraun getigert und ganz pelzig, eigentlich schön, ich musste an Steiff-Tiere denken. Mein Mann nahm sie in die Hand und setzte sie auf den Küchentisch. Sie fing an zu krabbeln. Ziemlich laut forderte ich ihn auf, sie endlich wegzubringen. Er nahm sie und steckte sie vorne in den Hosenbund, ich glaube vier Beine und der Kopf sahen oben heraus. Er kam auf mich zu, um mir ein Küsschen zu geben und dann rauszugehen. Beim Vorbeugen fiel die Spinne aufs Bett und kam auf mich zu. Alles ging ganz schnell. Ich schrie entsetzt laut auf und schlug die Decke zur Seite und wachte mit dem Schrei und der Bewegung zusammen auf - mein Mann auch.

- Träume - Familie, die eigene - harmonische Zusammensein wird gestört.
- Träume - Spinnen (Tiere) - dunkelbraun getigert und pelzig.
- Gemüt - Furcht -Spinnen, vor.

Wie bereits vermutet, Das Thema Spinne wird in der Krakenprüfung auftauchen. Interessant ist hier der Zusammenhang mit gestörter familiärer Harmonie. Meiner Erfahrung nach ist das das Kernthema der Gliedertiere und damit der Spinnen in der Homöopathie. Der Oktopus rückt damit auch inhaltlich in die engere Verwandtschaft der Spinnentiere und der Kali-Gruppe. In einer saarländischen Prüfung von Kalium metallicum tauchten auch Spinnenträume auf, die aus mythologischer Sicht zu erwarten waren.

(28) Es war ca. 4.40 Uhr. Rechte Seite Nase war zu. Beklemmungsgefühl in der rechten Brustseite.

- Nase - Verstopfung - rechts.
- Nase - Verstopfung - nachts.
- Brust - Beklemmung + nachts.

(29) Gegen 10.00 Uhr - leichte Übelkeit. Rechte Seite: Kopfschmerzen, auch im Auge, den Wangenknochen und die obere Zahnreihe schmerzt, es zieht zum Ohr, der Hinterkopf rechts ist auch betroffen. Druck bessert. Ich habe das Gefühl, meine rechte Gesichtsseite ist geschwollen.

- Gesicht - Schwellung - rechts.
- Gesicht - Schmerz - rechts.
- Gesicht - Schwellung - Gefühl von Schwellung.
- Gesicht - Schmerz - erstreckt sich zu - Ohren.
- Kopf - Schmerz - Schnupfen - Stockschnupfen, mit.
- Allgemeines - Entzündung - Nasennebenhöhlen; der.

Hier merkt man, dass es nicht leicht ist, vernünftige Rubriken zu machen. Der Symptomenkomplex ist deutlich der einer Sinusitis. Das charakteristische dieser Sinusitis ist die Erstreckung zum Ohr und die Kopfschmerzen bei Stockschnupfen, eine viel zu kleine Rubrik mit dem Hauptmittel SEPIA. Wie man erahnen konnte, hat der Krake als Höhlentier einen Bezug zu den Erkrankungen der Körperhöhlen.

(30) Abends Stuhl, trotz Drang köttelartig und wenig.
- Rektum - Obstipation - schwieriger Stuhlgang.

(31) Vor dem Einschlafen in der Bauchmitte unten ein Ziehen - das Gleiche hatte ich auch am Vormittag schon einmal.
- Abdomen - Schmerz - ziehend + abends - Einschlafen, vor.

(32) Rechte Seite Nasenfluss gelb-grün etwas zäh. Im Hals ein Kratzen, gelb-bräunlicher und zäher Auswurf.
- Nase - Absonderung - zäh.

- Nase - Absonderung - gelblichgrün.
- Innerer Hals - Kratzen; schabendes, scharrendes + nachts.
- Auswurf - Zäh.
- Auswurf - Bräunlich.
- Auswurf - Bräunlich - gelb.

(33) Stuhl tagsüber normal, abends wieder wie am Vortag.
- Rektum - Obstipation - abends.

(34) Ein Traum mit vielen Menschen und tausend Kleinigkeiten, aber nichts, was aufregend war.
- Träume - Menschen - Menschenmengen.

(35) PS.: Ich war die ganze Zeit besonders gut aufgelegt. Und etwas ruhiger als sonst. Vielleicht auch deshalb, weil ich so in mich hineinhorchte.
Prüferin 8, C 10000 (Stichworte wurden in Sätze verwandelt).
(36) 1.Nacht ein Traum: Ich fahre in einem offenen Gefährt alleine über Schienen zu einer Stadtrundfahrt. Vor mir sind andere Gefährte, plötzlich werden wir über die Stadt geführt.
Ich bekomme ein Gefühl der Faszination, aber auch der Angst herunterzufallen. Ich mache die Augen zu. Ich höre dazu Erklärungen von einer Person über mir - sie ist nur hörbar, nicht sichtbar (männlich, mit Bart).
- Träume - Fliegen - Fahrzeug hebt ab und fliegt über der Stadt.
- Gemüt - Furcht - fallen, zu stürzen; zu.
- Gemüt - Furcht - hochgelegenen Orten; vor.
- Träume - Stimme, eine - abwesender Personen; Stimmen.
- Gemüt - Wahnideen - Stimmen - hört.

(37) Traum vom Fahrstuhlfahren in hohe Stockwerke mit vielen Leuten (aber nicht eng)
- Träume - Hochgelegene Orte.
- Träume - Fahrstuhl - in hohe Stockwerke fahren.

(38) Traum vom Urlaub mit einem Professor (Mann mit Bart).
- Träume - Professor.

Hier sieht man sehr schön, wie die gleiche Idee so verschieden daher kommt: mal sind es die oberen Etagen, mal ist es die obere Gesellschaftsschicht, wie ein Professor, mal ist es die teure, exklusive Kleidung, die anzieht. Der Drang in höhere Schichten, auch gesellschaftlich, ist auch bei der Krake ein Thema, es ist also ein allgemeines Tintenfischthema.

(39) Vor uns lag ein Autobahnplan: Wie gelangt man am schnellsten zu einem Ziel? Dieses lag mittig auf dem Plan. Es wurde über einen Besuch am Meer gesprochen. (Frauenstimmen, keine Gesichter).
- Träume - Landkarte.
- Gemüt - Ehrgeiz.
- Gemüt -zielstrebig.

Die Zielstrebigkeit, die hier thematisiert wird zusammen mit dem Verlangen nach oben zu kommen, drückt die Grundidee von Ehrgeiz aus.

(40) Traum: Fahrstuhlfahren im Schrank (beweglich, außen grün, innen weiß mit Fächerunterteilung von oben innen zu öffnen). Ich komme im Fahrstuhl heraus, es sind Leute drin. Ein junges Mädchen geht ebenfalls hinein. Unten angekommen, muss ich einen Fernseher auf einem Servierwagen durch eine große Halle schieben. Ich weiß nicht, wohin ich damit soll (trotz Auftrag). Es herrscht eine Flughafenatmosphäre, Menschen auf Rolltreppen. Ich habe aber trotzdem das Gefühl, im Hotel zu sein. Ich gebe den Fernseher ab, um zurückzugehen zum Hotelzimmer und genauer nachzufragen....
- Träume - Fahrstuhl - ist im Schrank.
- Träume - orientierungslos - im geschäftigen Getümmel.

(40a)....Ich fahre auf der Rolltreppe mit anderen hoch als letzte, komme aber nicht nach, muss immer wieder zurück, weil die Stufen zurück fahren....
- Träume - zurückbleiben.

(40b)....Ich komme auf die Zimmeretage, die Zimmertüren sind auf einer Seite, auf der andere Seite ist offenes Gelände, eher tropisch. Ich sehe den Professor in Begleitung im Restaurant drinnen. Er ist männlicher Begleitung und wie viele andere jetzt auch, ist er am Oberkörper nackt. Er kümmert sich um mich. Ich habe das Gefühl, immer Probleme lösen zu müssen. Ich bin mitten unter Menschen und trotzdem auf mich gestellt.

- Träume - Nackte Menschen - nackte Oberkörper.
- Träume - Hilflosigkeit; Gefühl von.
- Gemüt - Hilflosigkeit, Gefühl der.

Hier sieht man deutlich den anderen Pol von Ehrgeiz, Zielstrebigkeit und höheren Schichten, nämlich hinterher hinken, orientierungslos, hilflos und angewiesen auf Unterstützung. Letztere Eigenschaften kann man sich gut als Grundgefühl vorstellen, welches einem veranlasst, höhere gesellschaftliche Schichten anzustreben, um sich dort sicher zu fühlen.

(41) Mehrmaliges Aufwachen 1.00 Uhr und 3.00 Uhr.
- Schlaf - Erwachen - häufig - nachts - Mitternacht - nach.

(42) Traum-Bruchstücke: Ein großer Saal mit Säulen. Ernste Gespräche mit Personen, mit einem Verbündeter. Ich bedrohe aggressiv eine aus dem Rheinbacher Stadtbild bekannte Person.
- Träume - Säulen, Hallen.
- Gemüt - Droht. *(Es erinnert an (14))*

(43) Im Unterholz sind Spatzen. Ich erkenne sie als solche. Jemand anderes kennt sie nicht. Wir sind auf einem Platz von mehreren Bäumen umgeben und raten Vogelstimmen.
Zwei Männer sind in Worten und Gebärden um mich/uns herum, nicht beängstigend. Es ist noch ein Motorrad auf dem Platz. Ein Mann kann sich unsichtbar machen. Ich kann aber die Verzerrungen seines Tarnbildes im Gegensatz zu den anderen sehen. Ich fühle mich sicher. Er kennt mehr Vogelstimmen, u.a. Drachen.
- Träume - Vögel + raten von Vogelstimmen.
- Träume - Unsichtbar - jemand macht sich unsichtbar.

- Träume - Unsichtbar - kann Unsichtbare sehen.

Hier zeigt sich eine interessante Umsetzung der Tarnfähigkeit des Oktopus, nämlich Unsichtbares sehen und Stimmen hören von Abwesenden. Der Kalmar brachte das Symptom herauf, die verborgenen schlechten Gedanken anderer lesen zu können.

(44) Beim Aufwachen leichte Schnupfennase.
- Nase - Schnupfen - morgens - Erwachen; beim.

(45) Ich bin vergesslich und lasse Dinge liegen, Schlüssel, Socken etc.
- Gemüt - Vergesslich - Einkauf liegen; geht weg und lässt den.

(46) Traum: Ich und eine männliche Person sind auf der Suche nach einem Haus. Wir besichtigen ein freistehendes Einfamilienhaus mit großen Garten. Das Haus hat eine L-Form. Es ist eingerichtet, sehr hell mit viel weiß. Unten ist ein großes Zimmer mit Fenstern zum Terrassezimmer, riesige Gardinen wehen sehr romantisch. Oben gibt es ein großes Zimmer, ebenfalls hell in weiß eingerichtet. Der Mann geht am Fenster entlang in den L-Anbau. Dort wird es plötzlich dunkel. Badezimmer, Abstellraum und Küche haben keine Fenster, dafür sind sie aber sehr verwinkelt mit vielen Treppen. Die Küche ist über eine Treppe zu erreichen, neben ihr liegt eine amerikanische Bar. Diese ist ganz in braun eingerichtet mit Billardlampen über den Tischen, ebenfalls riesig groß. Der dunkle Teil ist wie ein Labyrinth Trotzdem fühlen wir uns wohl und wollen dieses Haus kaufen oder mieten, was auch sofort geschehen ist.....
- Träume - Gebäude - große Gebäude zu sehen.
- Träume - Romantisch.
- Träume - Treppen - viele Treppen wie ein Labyrinth.
- Träume - Labyrinth - aus Treppen.
- Träume - Dunkelheit - dunkle, verwinkelte und helle Räume.

Eine weitere Polarität wird hier deutlich: Einerseits hell, geräumig und übersichtlich, dann dunkel, verwinkelt, unübersichtlich. Interessant sind die Treppen, verwinkelten Treppen, da sie bereits bei der Kalmarprüfung aufgetreten sind und beim Nautilus Auf- und Abwärtsbewegung problematisch sein kann.

(46a)....Dann erst klettern wir in den Dachstuhl, der sehr dunkel und so hoch ist wie eine Halle. Hier stehen viele Leute und horchen. Die Wände sind mit dunklem Stoff bezogen und man hört Wasser herunterlaufen. Man sucht die Wasserstelle und findet ein kleines Rinnsal. Plötzlich wechselt die Atmosphäre, im Haus sind jetzt junge Leute im unteren Zimmer, wo jetzt noch ein kleines Zimmer sich gebildet hat. Sie werden dort eingesperrt. Ich sehe es von außen und bin auch mittendrin. Sie versuchen hinauszugelangen, indem sie einen Brand verursachen. Dieses funktioniert....

- Träume - Säulen, Hallen.
- Träume - Räume- dunkle.
- Träume - Gefangener - Junge Menschen sind eingesperrt und befreien sich, in dem sie ein Feuer leger.
- Gemüt - Wahnideen - eingesperrt werden; er solle.

Das Thema eingesperrt zu sein und sich zu befreien, war ein Zentrum in der Kalmarprüfung. Will man eine Gemeinsamkeit mit der Nautilusprüfung herstellen, so geht es darum, verschlossene Türen zu öffnen, mal um sich zu befreien, mal um einzubrechen. Bei Sepia lautet eine wichtige Überschrift: Verschlossenheit. Ein allgemeines Tintenfischthema also, welches je nach Art variiert.

(46b)....Ein Mann im Garten (Jeff Goldblum) hat Sandalen an und ist in Hundekacke getreten. Er versucht diese mit Blättern abzuwischen. Dabei verhandelt er mit einem anderen Mann und versucht ihn für einen Job anzuheuern....

- Träume - Exkremente - in Hundekot getreten sein.

(46c)....Dann befinde ich mich in einem Hafenbecken mit vielen Leuten mit Sauerstoffflaschen zum Tauchen auf dem Rücken. Einige Leute werden gejagt - ich gehöre dazu. Ich tauche über Tauchern hindurch. Das Wasser ist zum Teil sehr niedrig und trüb. (3.Nacht)

- Träume - Hafen.
- Träume - Tauchen.
- Träume - Wasser + trübes.

- Träume - Meer.
- Träume - Verfolgt zu werden + beim Tauchen.

(47) Trockene Schleimhäute in der Nase und Zahneindrücke in der Zunge (leicht) und ein gelber Belag auf ihr. Rechts schlimmer. Dabei ein metallischer Geschmack.
- Mund - Eingedellt - Zunge.
- Mund - Farbe - Zunge - gelb.
- Mund - Geschmack - metallisch.

(48) Traumbruchstücke: Ich bin nachts unterwegs mit einem Roller auf der Autobahn. Vor mir fährt ein großes Auto. Alle fahren ohne Licht. Dieses Auto bleibt plötzlich stehen und fährt zurück. Ich stelle den Autofahrer zur Rede. Der zeigt auf einen riesigen LKW, der nach einem Unfall im Graben liegt. Es herrscht gespenstische Stille. Ich suche die Notrufsäule.
- Träume - Autobahn.
- Träume - Unfälle.
- Träume - Autos - Licht, fahren im Dunkeln ohne Licht.
- Träume Dunkelheit - Gefahr in der Dunkelheit.
- Träume - rückwärtsfahren - gefahrvolles auf der Autobahn.

Signaturen drücken sich oft sehr genau aus, man käme nur nie drauf. Wenn die Tintenfische schnell schwimmen, dann setzen sie die Düsen ein und schwimmen **rückwärts***. Auf der Autobahn bewegt man sich schnell, aber besser nicht rückwärts, also hat das Tintenfischprinzip dort ein kleines Problem, was sich schon in der Kalmarprüfung (1) zeigte. In der Hahnemann'schen Sepiaprüfung finden wir die Rückwärtsflucht: "Ängstlicher Traum, Nachts, als würde er gejagt und müsste rückwärts laufen."*

(49) Schlecht geschlafen. Morgens wie zerschlagen.
- Allgemeines - Schmerz - wund schmerzend - morgens - Erwachen - nach.

(50) Halsschmerzen mit einem Kloßgefühl beim Schlucken im Rachenraum. Der Schmerz geht hoch zu den Ohren beim Schlucken. Dabei ein Rauschen im Kopf.
- Innerer Hals - Klumpens; Gefühl eines - Schlucken, beim.
- Innerer Hals - Schmerz - erstreckt sich zu - Ohr - Schlucken, beim.
- Kopf - Geräusche im Kopf - Sausen, Brausen - Schnupfen, beim.(In dieser Rubrik war nur Sepia ! bisher.)
- Kopf - Geräusche im Kopf - Rauschen + Sausen.

Prüferin 9
(51) Träume von sehr bedrohlichen Situationen mit Schusswaffen und Gewehren. Der Kosovo-Krieg kam sehr intensiv hoch.
- Träume - Schießen, vom.
- Träume - Krieg.
- Träume - Gefahr - Todesgefahr.

Die Prüferin hat das Mittel sofort beiseite gelegt. Diese Träume detailliert aufzuschreiben war ihr nicht möglich, so sehr haben sie diese bedrohlichen Träume mitgenommen.

Prüfer 10
Prüfer 10 hat das Mittel einige Zeit mit sich herumgetragen.
(52)Traum: Ich wollte meine Bekannte (von der ich das Mittel habe) in Rheinbach besuchen, ich habe das aber nicht gefunden, erst nach vielem Fragen. Ich bin dann irgendwie nicht an meine Bekannte sondern an einen Arzt geraten. Der sagte zu mir: "Sie muss ich behandeln!" Ich bin kurzfristig mitgegangen, um mich behandeln zu lassen. Der Arzt sagte, ich muss das röntgen lassen, das war dann aber kein Röntgenapparat, sondern ein Lasergerät. Der Laser war auf mich gerichtet. Bevor es losging, kam ein junger Mann rein, der sagte: "Ich bin dazu da, mich vor sie zu legen, um sie zu schützen." Der Laser ging los und der junge Mann krümmte sich vor Schmerzen. Ich wachte mit Herzschmerzen auf.
- Brust - Schmerz - Herz - Erwachen, nach dem + aus einem Traum.
- Träume - Schutz - jemand schützt ihn mit seinem Körper vor einem Laserstrahl.

Zusammenfassung.

Bedrohung und selbst Drohen bis zum handfesten Streit und Schlägerei sind ein sehr ausgeprägter Zug in der Oktopusprüfung.

Zusammenfassend sieht man aber doch deutlich, dass es die kleine Krake ist, die alles groß wahrnimmt und selbst nach oben will in die höheren Schichten, manchmal ganz schlicht mit dem Aufzug. Wirklich auffallend ist das Verlangen nach besonderer, ausgefallender Kleidung.

Erwähnenswert ist die Affinität zu Spinnen und die Dualität zwischen hell, geräumig und übersichtlich auf der einen Seite und dunkel, verwinkelt und gefährlich auf der anderen Seite. Auch das Sehen Unsichtbarer und das Hören von Stimmen ist eine spezielle Oktopuseigenheit. Die sehr auffallenden Träume und sogar Visionen von Zahlen durch 2 verschiedenen Prüferinnen lassen sich nicht so leicht verstehen, meine einzige Verordnung der großen Krake (Oktopus vulgaris) erzeugte neben einer großen Besserung eine vorübergehende Rechenschwäche. Die Patientin konnte 8+4 nicht zusammenzählen !

Diese Analyse hier ist nur als vorläufig zu betrachen, um die Arzneimittelprüfungen nicht ganz so nackt herumstehen zu lassen. Wesentlich ist die klinische Erfahrung und Bestätigung, erst zusammen mit Patienten lassen sich Arzneiprüfungen wirklich verstehen. Ein "Oktopuspatient" kann über Jahrzehnte Lebenserfahrung und -entwicklung berichten, eine Prüfung zeigt dagegen nur ein paar kurze Einblicke, die durch die verschiedenen Ansichten der einzelnen PrüferInnen zwar an Tiefe gewinnen, aber eben doch nicht wirklich gelebtes und durchlittenes Leben darstellen.

Meiner Ansicht nach bilden Prüfung, Signatur und Erfahrung zusammen eine wirkliche Grundlage, um zu gesichertem Wissen gelangen zu können. Keine Komponente sollte überbewertet werden. Prüfungen, auch die Hahnemann'schen, enthalten Fehler und Missverständlichkeiten. Wie schwierig es ist, ein saubere Prüfung zu machen, das wissen alle, die es mal probiert haben. Die Signatur alleine verleitet allzu gerne zu artistischen Hochseilverschreibungen, mit denen ich schon viele Bruchlandungen erlebt habe. Natürlich gibt es dabei auch öfters Kunststücke zu sehen, aber selbst diese führen nicht automatisch zu tieferem Verständnis. Die klinische Erfahrung täuscht einem sehr gerne mit kurzfristigen Erfol-gen von wenigen Monaten, die zu überschwenglichen Interpretationen führen. Diese können einem wiederum zu nur kurzfristigen Erfolgen ver-helfen. Erst das Untersuchen eindeutig guter Fälle auf der Grundlage von Arzneimittelprüfung und Signatur bringt einen tieferen Einblick. Vertiefen lässt sich das noch durch die Untersuchung einer ganzen Arzneigruppe.

Zusammenfassung

Allgemeine und spezielle Themen der Tintenfische

Allgemeine Themen der Tintenfische.

Ein Tintenfisch als Arznei ist insbesondere interessant, wenn zentrale Empfindungen oder sich wiederholende Träume eines Patienten sich in diesen Themen wiederfinden. Die Arzneiangaben in Klammern meinen lediglich, dass das Symptom bei dieser Tintenfischart bestätigt ist. Wahrscheinlich können alle Tintenfische diese Zeichen entwickeln.

Drang nach OBEN, in höhere (gesellschaftliche) Schichten.

- Schlüsselbegriff des Nautilus: **Instandsetzung**. Er möchte seine adlige oder gehobene Position wieder einnehmen.
- Schlüsselbegriff des Kalmar: **Aufrichtigkeit**. Er sucht den geraden Weg nach oben, überwindet dabei selbst größte Hindernisse, strebt Revolution an.
- Schlüsselbegriff des kleinen Kraken: **Vornehme Dame**. Er lässt sich mit dem Fahrstuhl, der Rolltreppe oder der Schwebebahn nach oben befördern. Er ist angewiesen auf Unterstützung.
- Schlüsselbegriff von Sepia: **Tiefes schwarzes Loch**. Die Sepia spürt einen starken Sog nach Unten und hat viele körperliche Empfindungen von **Abwärtsdrängen**. Sie möchte ans Licht aus dem tiefen, dunklen Loch heraus.

Leitern, Treppen und Fahrstühle.

Treppenlabyrinthe (eled., onych.).
Herunterfallen oder -gehen von der Leiter oder der Treppe. (sep.)
Treppensteigen (auch naut.) und Knien verschlechtert Beschwerden.(sep)
Fahrstuhl fahren, Rolltreppe fahren. (eled.)

Kinder.

Sorgen und Angst um die Kinder.
Kinder haben sich verlaufen und man muss sie suchen. (onych.+eled.)
Reizbar und genervt durch die eigenen Kinder. (naut.+sep.+eled.)

Verhältnis Mann-Frau ist gestört.

Vergewaltigung (onych.+ sep.)
Verachtung und Gewalt gegen das andere Geschlecht. (onych.)

Farbe, Farbigkeit.

Farbige, bunte Träume, Träume wie im Kino oder wie aus einer Kameraperspektive. Bunte Kleidung. Lacke und Farben. Theaterschminke.

Aus- oder Einbrechen. Eingesperrt.

Gefangen im KZ und mit Revolution sich befreien. (onych.)
Kinder sind im Zimmer eingesperrt und befreien sich durch Brand legen. (eled.)
Trickreiches Eindringen in fremde Häuser aus Neugierde. (naut.)
Eingesperrt wie in einem Kasten, wie umgeben von zu hohen Mauern. (Sepiapatientin)
(Sepia kommt alleine nicht heraus.)

Rückwärtsbewegung unter Gefahr

Wird gejagt und muss rückwärts fliehen. (sep.)
Fährt die Autobahn in Gegenrichtung ohne Licht. (onych. + eled.)

Vögel.

Träume von Vögeln. Vogelliebhaber. (sep.+eled.)

Meer.

Tauchen, Wellen, Schiffe, Unterwasserwelten. Fische.
Verlangen nach oder Abneigung gegen Fische und Meerestiere.
Verlangen mach Salz. Meer amel. / agg.

Körpergefühl.

Der Körper ist hässlich, fett, (onych.+eled) verunstaltet (sep.)

Bedrohung.

Verfolgt allgemein. Verfolgt von einem Wolf, Geist. KZ.

Allgemeines und Körperliches:

- Beschwerden nach Entbindung.
- Sehnenbeschwerden, insb. der Sehnenansätze. Tennisellbogen.
- Kniebeschwerden, insbesondere beim Treppensteigen oder Knien.
- Leeregefühl im Magen.
- Stockschnupfen mit Kopfschmerzen und Ohrgeräuschen.
- Halsbeschwerden morgens beim Erwachen.
- Körperliche Anstrengung bessert. (sep.+eled.)

Artspezifische Charakteristika.

Die trübe Sepiatinte (sep).

Die Patienten nehmen traumatische Situationen nicht wahr, empfinden sie nicht oder verschließen die Augen und reagieren im Nachhinein. Beschwerden treten erst **nach** dem Stress auf. Ein besonderes Leitsymptom sind Herzbeschwerden nach unterdrückter oder nicht gelebter Trauer.

Es besteht eine starke Neigung sich zu Überlasten für andere, für die Kinder und dabei die eigenen Gefühle nicht wahrzunehmen und zu unterdrücken. Letztendlich leben die Patienten nicht ihr Leben und werden unzufrieden und ziehen sich zurück. Sie wissen nicht was ihnen fehlt und weinen ohne Grund; sind sie hingegen wirklich traurig, können sie nicht weinen.

Diese Depression wird als ein Fallen in ein tiefes, schwarzes Loch oder als Vergraben empfunden. Die Patienten machen die Rollläden herunter, legen sich aufs Bett und starren an die Decke oder sie schlafen sich einfach weg. Sie möchten mit niemandem reden und wollen keinen Trost. Häufig ist diese Traurigkeit mit einer Art Übelkeit verbunden.

Die unbewussten Bilder, Träume oder traumatischen Ereignisse haben damit zu tun von einer Treppe oder Leiter zu fallen oder hinabzusteigen ins Nichts.

Es besteht eine starke Angst vor Krankheit und Tod. (so stark wie bei Arsen).

Eine besonders schwieriger Moment im Leben ist die Schwangerschaft und Entbindung, die mit Todesangst verbunden sein kann. Danach herrscht Schwäche bis hin zu Gefühlen des Absterbens. Körperliche Schwachstellen treten hervor und bleiben bestehen.

In der Praxis sind mir SepiapatientInnen durchweg durch ihr angenehmes, höfliches Wesen und ihre freundliche und offene Art aufgefallen. Sie freuen sich sehr über jede Besserung und bedanken sich herzlichst dafür, als hätten sie keinerlei Heilung erwartet.

Ich habe das Gefühl, sie können sehr genau unterscheiden zwischen üblichen Problemen der menschlichen Existenz, die sehr gerne auf sich nehmen, und ihrem krankhaften Zustand. Sie wollen einem nicht belasten mit ihren Beschwerden und erwarten keine Heilung.

Ich konnte keine herausragende Abneigung gegen Männer oder Sexualität feststellen und fand eine durchweg bewundernswürdige Einstellung und Fürsorge gegenüber Kindern vor.

Der Krallenkalmar (onych).

Der Kalmar wehrt sich, ist aufrichtig und scheut auch keine Gewalt oder Revolution um sich aus einer aussichtslosen, ausgelieferten Situation zu befreien.

Die Aussichtslosigkeit kann ein KZ sein, in dem Menschen betäubt und mit Gewalt unterdrückt, vergewaltigt und ermordet werden. Genauso aussichtslos scheint es ein verlorenen Kind im Wald wiederzufinden oder aus einem Treppenlabyrinth herauszukommen, aber letztlich gelingt es.

Besonderheiten in Stichworten:
- Eingesperrt, unter fremder Gewalt und manipuliert mit Gas (oder Drogen).
- Narkotisiert und willenlos der Zerstörung ausgesetzt. Gasnarkose.
- Vergewaltigung und Verachtung des anderen Geschlechts.
- Zerstörung bedingt durch Alkohol.
- Drohendes Messer oder Schere, ausgeliefert einer Operation. Schnittwunden.
- Sich zerkratzen oder blutig kratzen.
- Kontakt- und Verständnisschwierigkeiten. Beschwerden durch Kontaktabbruch.
- Funkkontakt und Röntgenblick.
- Sich Aufrichten und Aufrichtigkeit bessert, der geradlinige Weg gegen Widerstand führt zum Erfolg.
- Übermenschlicher Überlebenswille. Überwindet Hindernisse, scheint verloren allgemein oder im Treppenlabyrinth und findet den Ausweg.
- Euphorie durch schnelles Fahren und Geschwindigkeit.
- Schmerzen am Schwertfortsatz, aufrichten bessert.
- Sehen wie durch eine milchige Schicht.

Krallenkalmar (Onych.)

Gemüt - Alkoholismus.
Gemüt - Angst - Kinder - um seine.
Gemüt - Auffahren, Zusammenfahren - Schlaf - während + Kind ruft "Mama!" mehrmals in der Nacht.
Gemüt - Aufrichtigkeit + amel.
Gemüt - Beschwerden durch - Verachtung; verachtet zu werden + Geschlecht, durch das andere.
Gemüt - Betäubung - Schläfrigkeit, bei.
Gemüt - Betäubung.
Gemüt - Boshaft.
Gemüt - Furcht - fallen, zu stürzen; zu - Herabsteigen einer Treppe; beim.
Gemüt - Furcht - Messern, vor.
Gemüt - Furcht - Unfällen, vor.
Gemüt - Gesellschaft - Verlangen nach - nachts + Kind schreckt aus dem Schlaf und ruft "Mama".
Gemüt - Heftig, vehement - Gewalttaten führt; Raserei, die zu.
Gemüt - Hellsehen - versteckten Motiven anderer, von.
Gemüt - Hellsehen.
Gemüt - Hochgefühl - Fahren, bei schnellem.
Gemüt - Ideen, Einfälle - Reichtum an, Klarheit des Geistes - nachts.
Gemüt - Resignation.
Gemüt - Schlagen - Männer schlagen Frauen.
Gemüt - Wahnideen - Einfluss; er stehe unter einem mächtigen.
Gemüt - Wahnideen - eingesperrt werden; er solle.
Gemüt - Wahnideen - Körper - hässlich aussehen; der Körper würde + hässlich und fett.
Gemüt - Widerstand, sich widersetzen - amel.
Gemüt - Wille - Verlust des Willens - Frauen gehen wie narkotisiert ins Verderben.
Gemüt - Zorn - wirft mit Gegenständen.

Kopf - Rausch, wie durch einen.

Auge - Öffnen - unfähig, sie zu.
Sehen - Trübsichtigkeit, trübes Sehen + Folie, wie durch eine milchige Folie.

Nase - Verstopfung - rechts.

Gesicht - Jucken - Kratzen - muss sich.

Mund - Geschmack - bitter.

Innerer Hals - Herabhängen, Gefühl, als würde - ein Stück Pizzakäse.
Innerer Hals - Schmerz - morgens.

Magen - Appetit - vermehrt - Schmerzen im Magen; mit.
Magen - Aufstoßen - leer.
Magen - Aufstoßen.
Magen - Auftreibung - Essen - nach.
Magen - Erbrechen.
Magen - gezogen - als ob jemand den Magen nach unten zieht.
Magen - Leeregefühl.
Magen - Schmerz - Aufrichten amel.
Magen - Schmerz - Beugen - hinten amel.; nach.
Magen - Schmerz - drückend - Auftreibung / Blähung, durch.
Magen - Schmerz - drückend - nachts.
Magen - Schmerz - Essen - nach.
Magen - Schmerz - Strecken amel.
Magen - Übelkeit - nachts.
Magen - Übelkeit - Schlaf - nach + nach einem schlechten Traum.
Magen - Übelkeit.

Brust - Schmerz - Rippen - erstreckt sich - zum Hals.
Brust - Schmerz - Rippen - Essen, nach dem.
Brust - Schmerz - Schwertfortsatz + Auftreibung, durch - beugen
nach hinten amel.
Rücken - Schmerz - wund schmerzend - morgens - erwachen - beim.

Extremitäten - Gehen - Opa - wie ein, bei einer jungen Frau.
Extremitäten - Schmerz - Ellbogen - Bewegung - agg.
Extremitäten - Schmerz - Ellbogen - Tipper - agg.
Extremitäten - Schmerz - Ellbogen + rheumatisch.
Extremitäten - Schmerz - Finger - zwischen den Fingern - Ringfinger
und kleiner Finger.
Extremitäten - Schmerz - Knie - erstreckt sich zu - Füße.
Extremitäten - Schmerz - Knie.

Extremitäten - Schmerz - Sehnen - Ansatzstellen der Sehnen.
Extremitäten - Schwäche - Beine - Gehen - nach.

Schlaf - Halbschlaf.
Schlaf - Unerquicklich.

Träume - Absurd.
Träume - aufgeschnitten - Fußboden mit vielen Schichten.
Träume - Ausweg - einen Ausweg finden, eine Lösung finden.
Träume - Ausweg - einen Ausweg finden.
Träume - Ausweg - Revolution ist der Ausweg.
Träume - bedrängt - Männern, Frauen von.
Träume - Befreiung.
Träume - betäubt - Gas, durch.
Träume - Betrunkene - artikulieren, können sich nicht, sind unverständlich.
Träume - Betrunkene - wollen einem schaden.
Träume - detailliert.
Träume - eingesperrt zu sein.
Träume - Ermordet - Frauen werden ermordet.
Träume - Farbe - gegossen, wird über die Szenerie gegossen.
Träume - finden - das hoffnungslos verlorene Kind wiederfinden, aus einem Labyrinth herausfinden, Auswege finden.
Träume - Frauen - Frauen provozieren Männer.
Träume - fremdbestimmt.
Träume - Gas - narkotisiert mit Gas.
Träume - Gefahr - Todesgefahr.
Träume - Gefahr + Dunkelheit, in der.
Träume - Gehorsam - Befehl, führt auf Befehl selbst Kindermord aus.
Träume - getrennt - Kind in Not, vom eigenen.
Träume - Hochgelegene Orte.
Träume - Hochtransportieren einer Last mit Überwindung von Hindernissen - einen Walfisch, den Wasserfall hinaufziehen.
Träume - Hochtransportieren einer Last mit Überwindung von Hindernissen - ein Klappbett über zwei weitere Betten die Treppe hochtragen.
Träume - ignoriert zu werden - Frauen beachten Männer nicht - Männer haben schlechte Karten im Spiel mit Frauen.
Träume - Kamera - Kamerablick, fokussiert Details.

Träume - Kinder - verloren, geht.
Träume - Konzentrationslager.
Träume - Konzert - Kinder geben ein Rockkonzert wie Erwachsene.
Träume - Messer - operiert zu werden, unters Messer zu kommen.
Träume - Mord - Väter ermorden ihre eigenen Kinder auf Befehl.
Träume - Operation - von frisch operierten, erwachen aus der Narkose.
Träume - Professor.
Träume - Puppen - Menschen stehen wie Schaufensterpuppen herum.
Träume - Radar - Hindernisse mit Radar wahrzunehmen bei geschlossenen Augen.
Träume - Recht - klagt ihr Recht ein beim Chef, bei oberster Instanz.
Träume - Revolution.
Träume - Röntgenblick - kann durch die Haut Zähne sehen.
Träume - Schaden - Mutwillig Schaden zugefügt bekommen.
Träume - Schichtungen - Milchige Schicht auf dem Bildschirm.
Träume - Schichtungen - Schichten von Pressspann im Querschnitt.
Träume - Schneiden, durchschneiden - ein Blatt oder Styropor.
Träume - Sender - Der Empfänger versteht nicht.
Träume - Sender - sprechen mit einem Radiosprecher per Sender, beim Fahren.
Träume - Theater - Absurdem Theater, von.
Träume - Theater - Rocky Horror Picture Show, von.
Träume - Treppen - Gefährliche, mit Angst zu Fallen beim Abstieg.
Träume - übersehen - nicht gesehen werden von Autos in der Dunkelheit.
Träume - Verirrt zu haben; sich - Labyrinth, im, mit vielen Treppen, findet doch den Ausgang.
Träume - Verrohung, militärischer.
Träume - Vorlesung, Seminare.
Träume - wehren - muss sich massiv wehren - Messer, nicht unter das Messer zu kommen.
Träume - wehren - muss sich massiv wehren gegen die Frisöse, um Haare so geschnitten zu bekommen, wie sie es will.
Träume - wehren - muss sich massiv wehren, um einfachste Rechte zu erhalten.
Träume - Widerstand, gegen - Walfisch den Wasserfall hochziehen / mit dem Fahrrad auf die Autobahn fahren in Gegenrichtung.
Träume - Zerstörung, von - Wohnung oder Computer - steht vor vollendeter Tatsache.
Träume - Zwangsjacke, Gefühl, wie in einer Zwangsjacke, wie gefesselt,

     festgehalten.

Träume - Umzug.

Träume - Walfisch + wird einen Wasserfall hochtransportiert.

Haut - Insektenstiche.

Haut - Jucken - Kratzen - blutet; muss kratzen bis es.

Haut - Jucken - Kratzen - roh ist; muss kratzen bis es.

Allgemeines - Bewegung - schnelle Bewegung - amel.

Allgemeines - Bewegung - Verlangen nach - schneller.

Allgemeines - Fahren - schnell, Verlangen zu - mit dem Fahrrad.

Allgemeines - Gang schwankend, stolpernd, wackelig und taumelnd.

Allgemeines - Gasvergiftung, durch.

Allgemeines - Leeregefühl.

Allgemeines - Schmerz - Splittern, Gefühl von.

Allgemeines - Schmerz - wund schmerzend - morgens - Erwachen - nach.

Allgemeines - Speisen und Getränke - scharf gewürzten Speisen - Verlangen + Merguez und Harissa.

Allgemeines - Wunden - Schnittwunden.

Der Nautilus (naut).

Diese lebende Fossil passt für nostalgische, würdevolle Menschen, die in der modernen Zeit mittellos wurden und nun versuchen ihren alten Stand wieder einzunehmen.

Schlüsselbegriffe: Instandsetzung, Renovierung, überholungsbedürftig.

Besonderheiten in Stichworten:
- Alt, behäbig und überholungsbedürftig. Ist ein Hindernis.
- Ungeschickt, stößt an. Macht Fehlgriffe und verspekuliert sich.
- Unfallgefahr, kommt nicht sicher um die Kurve.
- Würdevoll und doch schmutzig und verkommen: Sulfurnähe.
- Alte verfallene Wohnungen - Renovierung, Putz abklopfen und Neubeginn.
- Heldenhaft. Edel. Adlig. Virtuos und meisterhaft Klavierspielen. Mitglied im Sonderkommando. Siegertyp. Professor. Redner. Tarzan.
- Neugierige Forschernatur, die nicht bösartig aber trickreich eindringt.
- Einbrechen aus Neugierde, trickreiches eindringen in die Privatsphäre aus Spaß.
- Grenzüberschreitender Witz. Spielt anderen Streiche, vertauscht Geld.
- Heimlicher Sex mit der Freundin des besten Freundes.
- Schöner verständnisvoller Sex.
- Sucht inneren Frieden und Spiritualität.
- Im Widerspruch mit sich selbst, widerlegt sich selbst.
- Auf- und Abwärtsbewegungen machen Beschwerden, z.B. Kopfschmerzen.

Rubriken von Nautilus (naut)

Gemüt - Abneigung - Kinder; gegen - eigenen Kinder; gegen ihre.

Gemüt - Adliger - Will in seinen alten Stand versetzt werden.

Gemüt - Anerkennung - Verlangen nach + als alter Adel.

Gemüt - Angesprochen zu werden - Abneigung - allein gelassen werden; möchte.

Gemüt - Angst - hypochondrisch.

Gemüt - Anmaßend.

Gemüt - Behäbig.

Gemüt - Beschwerden durch - Geldverlust - Spekulationsverlust; durch.

Gemüt - Empfindlich - Geräusche, gegen - Renovierungslärm, wie Klopfen gegen eine Mauer.

Gemüt - Entschiedenheit, Entschlossenheit - zu siegen.

Gemüt - Forschernatur.

Gemüt - Friedens; Gefühl von tiefem inneren Frieden.

Gemüt - Leidenschaftlich.

Gemüt - Lügner.

Gemüt - Neugierig - Einbrechen aus Neugierde.

Gemüt - Nostalgisch - sieht wie sich alles wandelt und möchte am guten Alten festhalten.

Gemüt - Penner - Würdevoller Ausstrahlung und Behausung, mit.

Gemüt - Reizbarkeit - Kindern; gegenüber - eigenen Kindern; gegenüber den.

Gemüt - renovierungsbedürftig. (Der Nautilus renoviert nie, er stockt nur auf.)

Gemüt - Ruhe - Verlangen nach.

Gemüt - Schmutzig - jedoch würdevoll.

Gemüt - Sprache - übertrieben, extravagant.

Gemüt - Spiritualität - Verlangen nach Spiritualität und Frieden - möchte mit Alltäglichem nichts zu tun haben, fühlt sich gestört durch die eigenen Kinder.

Gemüt - Spirituell - Neigung sich ausschließlich damit zu beschäftigen - dabei gereizt gegen Alltägliches und seine Kinder.

Gemüt - Stellung, Position - bezieht deutlich und gewinnbringend Stellung.

Gemüt - Überholungsbedürftig.

Gemüt - Ungeschicklichkeit - stößt gegen Sachen.

Gemüt - Verlangen; großes - Ruhe und Frieden, nach.

Gemüt - Verzweiflung - gesellschaftliche Stellung; in bezug auf die - fühlt sich nicht genügend gewürdigt.

Gemüt - Wahnideen - adlig; er sei.

Gemüt - Wahnideen - Gehirn - Hirnhautentzündung, habe eine .

Gemüt - Wahnideen - getrennt - eiserner Vorhang.

Gemüt - Wahnideen - hochgestellte Persönlichkeit; er sei eine + wird in höheren Stand erhoben durch besondere Leistung.

Gemüt - Wahnideen - verkleinert - Menschen sind.

Gemüt - Wille - widersprüchlich.

Gemüt - Würdevoll obwohl mittellos.

Kopf - Schmerz - Abwärtsbewegung, bei - hinsetzen, beim.

Kopf - Schmerz - Abwärtsbewegung, bei + Aufwärtsbewegung.

Kopf - Schmerz - Aufstehen - Sitzen, vom.

Kopf - Schmerz - drückend - innen, nach.

Kopf - Schmerz - drückend - innen, nach.

Kopf - Schmerz - morgens - Bett, im.

Kopf - Schmerz - morgens - Erwachen, beim.

Kopf - Schmerz - morgens - Erwachen, beim.

Kopf - Schmerz - stechend - Hinterkopf + tiefsitzend.

Nase - Katarrh - erstreckt sich zu - Kieferhöhle.

Gesicht - Schmerz - Nerven.

Gesicht - Schmerz - Wangenknochen.

Innerer Hals - Klumpens; Gefühl eines.

Innerer Hals - Kratzen, scharfes - Brotkrümel, wie.

Innerer Hals - Räuspern - Klumpen, wegen eines Gefühl von einem.

Innerer Hals - Räuspern - Neigung zum.

Innerer Hals - Räuspern + Trockenheit, aus

Innerer Hals - Schmerz - morgens - Erwachen, beim.

Innerer Hals - Schmerz - Schlucken.

Innerer Hals - Trockenheit.

Magen - Appetit - Heißhunger - nachts.

Magen - Übelkeit - Kopfschmerzen, bei.

Abdomen - Schmerz - Menses - während.

Abdomen - Schmerz - ziehend - Hypogastrium.

Männliche Genitalien - Schmerz - stechend - Penis - Spitze.

Extremitäten - Gehen - schwierig - alten Menschen, bei.
Extremitäten - Schmerz - Knie - Treppen; beim Hinabsteigen von.
Extremitäten - Schmerz - Knie - Kniescheibe - Gehen, beim.
Extremitäten - Ungeschicklichkeit - Beine - stößt an Gegenstände an.

Haut -   Farbe - bläulich - Stellen, an einzelnen.

Träume - abgetrennt - Anschlüsse, elektrische und Fernsehanschlüsse.
Träume - abgetrennt - Hänger vom Traktor.
Träume - Abenteuerlich.
Träume - Adligen, Edlen.
Träume - alter, nostalgischer Einrichtung.
Träume - Anstrengung - körperliche.
Träume - Auflehnung; Widerstand.
Träume - Ausweichen zu müssen.
Träume - Berühmte Persönlichkeit mit besonderem Führungszeugnis, von.
Träume - Beschuldigungen - Verbrechens beschuldigt zu werden; fälschlich eines.
Träume - Bildqualität, mit - wie im Kino.
Träume - Burg, Festung.
Träume - Diener, wie ein - muss sich ungebührlich verhalten.
Träume - Erfolglose Anstrengungen - schieben, einen Anhänger zu schieben / Kurve, um eine Kurve herum zu kommen.
Träume - Eroberung / Einnehmen - durch Tricks, durch die Hintertür.
Träume - Erotisch.
Träume - Fehlgriff.
Träume - Film - wie ein Film.
Träume - Fische.
Träume - Fische - mit Fischen, Haien und Delphinen unter Wasser zu sein.
Träume - Fluss - Flussbiegung.
Träume - Gebäude - alte, verfallene und unrenovierte.
Träume - Geschwister, von.
Träume - Haie.
Träume - Heimliche Beziehung - mit der Freundin des besten Freundes + wird getötet, wenn es herauskäme.
Träume - Helden, von.

Träume - Hintertür; Hintereingang - Durch die Hintertür müssen.
Träume - Hochzeit.
Träume - Höhenregulation - Schwierigkeiten mit der Einstellung der Höhe.
Träume - Hygiene - Zahnbürsten sind unhygienisch.
Träume - Kämpfe - Schaukampf zwischen Tierkolossen.
Träume - kippen - Anhänger droht zu kippen.
Träume - Kommissar Palü, von.
Träume - Kurve - Probleme in Kurven und Biegungen - Fehlgriffe, Unfälle, Umkippen.
Träume - Lack und Farben - kräftige, satte.
Träume - leidenschaftlich.
Träume - Meer.
Träume - Meer - im Meer zu tauchen.
Träume - militärische Operation.
Träume - Rede zu halten; eine lange - Stellung, Position; verdeutlicht beeindruckend seine Position.
Träume - Renovierung.
Träume - Sabotage - Aufklärung von.
Träume - Sieg, von.
Träume - Sieg - heldenhaft zu gewinnen.
Träume - Spekulation - sich verspekulieren.
Träume - Tauchen.
Träume - Umkleidekabinen - offen einsehbare.
Träume - Unfall - Kurve, Autounfall in der Kurve.
Träume - Verfolgt zu werden - Stieren, von.
Träume - Verhältnis - von einem heimlichen V. mit der Freundin des besten Freundes, der ihn töten würde, wenn er es wüsste.
Träume - Verkehrshindernis, zu sein.
Träume - Verkleinert - Menschen sind.
Träume - vermischen - fremdes mit eigenem Geld aus Spaß.
Träume - Verwirbelungen.
Träume - virtuos / meisterhaft - Fußball zu spielen.
Träume - virtuos / meisterhaft - Klavier zu spielen.
Träume - Wohnung - alte, verfallene und unrenovierte.
Träume - Wohnung - leerstehend, mit vielen Zimmern.
Träume - Wunde + klaffende.
Träume - Zaun - muss über den Zaun springen, um sich zu schützen.
Träume - Zeitdokumenten.

Allgemeines - Abwärtsbewegung - agg + Aufwärtsbewebung agg.
Allgemeines - Entzündung - Nebenhöhlen, der.
Allgemeines - Luft - Freien, im - Verlangen nach Aufenthalt im.
Allgemeines - Steigen - agg.
Allgemeines - Wunden.

Der kleine Krake (eled).

Die Arznei passt besonders für Menschen, denen ausgefallene, exotische Kleidung sehr wichtig ist. Ebenso spielen ungewöhnliche Wohnungen und große Räume mit Säulen eine wichtige Rolle. Es scheint ein Verlangen nach multikulturellen Spezialitäten im weiteren Sinn zu sein. Leider kann man sich das alles nicht so leisten und ist auf Unterstützung angewiesen. Man schafft es nicht aus eigener Kraft nach oben zu kommen und nimmt den Aufzug oder die Rolltreppe.

Besonderheiten in Stichworten:
- Kleidungsgeschäfte. Exotische, auffallende und extravagante Kleidung.
- Peinlich verletzt durch abwertende Bemerkungen gegenüber seiner Erscheinung.
- Romantische Neigung.
- Orientierungslos verloren im Menschengewühl und Unterstützung angewiesen.
- Drohen und brutale Handgreiflichkeiten.
- Verfolgt und bedroht durch Krieg. Bedroht von einem Wolf.
- Riesige Spinnen kommen auf einem zu.
- Zahlen erscheinen, träumt von Zahlen. Rechenfehler.
- Erkennt Tarnung und sieht Unsichtbares.
- Eingesperrte Jugendliche befreien sich durch Feuer.
- Vögel und Vogelstimmen.

Rubriken von Eledone cirrata - Der kleine Krake.

Gemüt - Aktivität; Verlangen nach.
Gemüt - Angst - Kinder - um seine.
Gemüt - Droht.
Gemüt - Ehrgeiz.
**Gemüt - Exotisch - kauft exotische, ausgefallene, multikultur-
elle Dinge.**
Gemüt - Fehler; macht - Rechnen, beim.
Gemüt - Fleißig, arbeitsam, Arbeitswut.
Gemüt - Furcht - fallen, zu stürzen; zu.
Gemüt - Furcht - hochgelegenen Orten; vor.
Gemüt - Furcht -Spinnen, vor.
Gemüt - Heftig, vehement - Gewalttaten führt; Raserei, die zu.
Gemüt - Hilflosigkeit, Gefühl der.
Gemüt - Reizbarkeit, Gereiztheit - Kindern; gegenüber - eigenen
Kindern; gegenüber den.
Gemüt - Vergesslich - Einkauf liegen; geht weg und lässt den.
Gemüt - Wahnideen - eingesperrt werden; er solle.
Gemüt - Wahnideen - Stimmen - hört.
Gemüt - Wahnideen - Zahlen - sieht Zahlen.
Gemüt - zielstrebig.

Kopf - Schmerz - Schnupfen - Stockschnupfen, mit.
Kopf - Geräusche im Kopf - Rauschen + Sausen.
Kopf - Geräusche im Kopf - Sausen, Brausen - Schnupfen, beim.

Auge - Müdigkeitsgefühl.

Nase - Absonderung - gelblichgrün.
Nase - Absonderung - zäh.
Nase - Absonderung - zäh.
Nase - Schnupfen - morgens - Erwachen; beim.
Nase - Trockenheit - innen in der.
Nase - Verstopfung - nachts.
Nase - Verstopfung - rechts.

Gesicht - Schmerz - erstreckt sich zu - Ohren.
Gesicht - Schmerz - rechts.
Gesicht - Schwellung - Gefühl von Schwellung.

Gesicht - Schwellung - rechts.

Mund - Eingedellt - Zunge.
Mund - Farbe - Zunge - gelb.
Mund - Geschmack - metallisch.

Innerer Hals - Klumpens; Gefühl eines - Schlucken, beim.
Innerer Hals - Kratzen; schabendes, scharrendes + nachts.
Innerer Hals - Schmerz - erstreckt sich zu - Ohr - Schlucken, beim.

Abdomen - Schmerz - ziehend + abends - Einschlafen, vor.

Rektum - Obstipation - abends.
Rektum - Obstipation - schwieriger Stuhlgang.

Blase - Harndrang - nachts.

Auswurf - Bräunlich - gelb.
Auswurf - Bräunlich.
Auswurf - Zäh.

Brust - Beklemmung + nachts.
Brust - Herzklopfen - Erwachen, beim.
Brust - Schmerz - Herz - Erwachen, nach dem + aus einem
        Traum.
Extremitäten - Krämpfe - Fuß - nachts.

Schlaf - Erwachen - ausgeschlafen habe; als ob er.
Schlaf - Erwachen - häufig - nachts - Mitternacht - nach.
Schlaf - Schlaflosigkeit - Hitzewallungen, durch.
Träume - Arbeit.
Träume - Autobahn.
Träume - Autos - Licht, fahren im Dunkeln ohne Licht.
Träume - Dunkelheit - dunkle, verwinkelte und helle Räume.
Träume - Dunkelheit - Gefahr in der Dunkelheit.
Träume - Erfolglose Anstrengungen - Streit zu schlichten zwischen
        Verwandten.
Träume - Exkremente - in Hundekot getreten sein.
Träume - Fahrstuhl - in hohe Stockwerke fahren.
Träume - Fahrstuhl - ist im Schrank.

217

Träume - Familie, die eigene - harmonische Zusammensein wird gestört.

Träume - Farben - unpassend, disharmonisch - Blumen waren scheckig.

Träume - Farbig - Pappe und Ordner sind.

Träume - Fettrollen - andere begutachten eine Fettrollen (Bauch).

Träume - Fliegen - Fahrzeug hebt ab und fliegt über der Stadt.

Träume - Gebäude - große Gebäude zu sehen.

Träume - Gefahr - Todesgefahr.

Träume - Gefangener - Junge Menschen sind eingesperrt und befreien sich, in dem sie ein Feuer legen.

Träume - Hafen.

Träume - Hilflosigkeit; Gefühl von.

Träume - Hochgelegene Orte.

Träume - Hügel, große.

Träume - Hühner, von.

Träume - Kleidung - Ausgefallene, vornehme, exotische.

Träume - Kleidung - extravagant, schön und perfekt, muss aussehen.

Träume - Kleidung - Kleidungsgeschäft.

Träume - Kleidung - Verlangen nach teurer Kleidung, die man sich nicht leisten kann.

Träume - Kreise - sich überschneidende.

Träume - Krieg.

Träume - künstlich - Wellen sehen künstlich aus.

Träume - Labyrinth - aus Treppen.

Träume - Landkarte.

Träume - Meer.

Träume - Menschen - Menschenmengen.

Träume - Mondschein.

Träume - Nackte Menschen - nackte Oberkörper.

Träume - orientierungslos - im geschäftigen Getümmel.

Träume - peinlich verletzt.

Träume - Professor.

Träume - Räume - dunkle.

Träume - romantisch.

Träume - Rückwärtsfahren - gefahrvolles auf der Autobahn.

Träume - Säulen, Hallen.

Träume - Schießen, vom.

Träume - Schiff im Fluss.

Träume - Schminke, Theaterschminke.
Träume - Schutz - jemand schützt ihn mit seinem Körper vor einem Laserstrahl.
Träume - Spinnen (Tiere) - dunkelbraun getigert und pelzig.
Träume - Stimme, eine - abwesender Personen; Stimmen.
Träume - Streitigkeiten - brutal und handgreiflich.
Träume - Suchen - ein vermisstes Kinder.
Träume - Tauchen.
Träume - Teilen, vom.
Träume - Treppen - viele Treppen wie ein Labyrinth.
Träume - Unfälle.
Träume - Unsichtbar - jemand macht sich unsichtbar.
Träume - Unsichtbar - kann Unsichtbare sehen.
Träume - Unterwasserwelt.
Träume - Verfolgt zu werden + beim Tauchen.
Träume - Verwandte - Streit zwischen Verwandten, brutaler.
Träume - Vögel + raten von Vogelstimmen.
Träume - Vögel.
Träume - Wasser - ein Marktplatz unter Wasser.
Träume - Wasser + trübes.
Träume - Wellen - sehr hohe.
Träume - Wellen - von hohen - sich überspülen lassen davon.
Träume - Wellen - von hohen.
Träume - Wolf - bedroht von einem.
Träume - zurückbleiben.
Träume - Zahlen, von.

Schweiß - Nachts (22 - 6 h).

Allgemeines - Entzündung - Nasennebenhöhlen; der.
Allgemeines - Hitze - Hitzewallungen - nachts.
Allgemeines - Kleidung - Druck der Kleidung.
Allgemeines - Schmerz - wund schmerzend - morgens - Erwachen - nach.
Allgemeines - Speisen - Asiatische Spezialitäten - Verlangen nach.
Allgemeines - Zittern - äußerlich - Erregung - Gemütes; nach Erregung des.

Quellenangaben

Samuel Hahnemann; Organon der Heilkunst, 6. Auflage, 1987, Karl F. Haug Verlag, Heidelberg.

Samuel Hahnemann; Die Chronischen Krankheiten, 4. Nachdruck, 1979, Karl F. Haug Verlag, Heidelberg.

Synthesis; Repertorium homoeopathicum syntheticum, Herausgeber: Dr. Frederik Schroyens, Hahnemann Institut, 3. Auflage 1995.g

Urania Tierreich. Urania Verlag Leipzig. 1. Auflage, Leipzig 1992.

Zahm, M., und FWU: Sepia officinalis (Sepiidae) – Beutefang. Film E 2272 des IWF, Göttingen 1978. Publikation von MANFRED ZAHN, Publ. Wiss. Film., Sekt. Biol., Sehr. 12, Nr.4/E 2272 (1979), 18 S.

Zahm, M., und FWU: Sepia officinalis (Sepiidae) – Ruheverhalten, Tarnung und Fortbewegung. Film E 2271 des IWF, Göttingen 1977. Publikation von MANFRED ZAHN, Publ. Wiss. Film., Sekt. Biol., Sehr. 12, Nr.4/E 2271 (1979), 17 S.

Zahm, M., und FWU: Sepia officinalis (Sepiidae) – Balz, Paarung, Eiablage. Film E 2273 des IWF, Göttingen 1978. Publikation von MANFRED ZAHN, Publ. Wiss. Film., Sekt. Biol., Sehr. 12, Nr.4/E 2273 (1979), 26 S.

BERTELSMANN LEXIKON TIERE, herausgegeben vom Bertelsmann Lexikon Verlag GmbH, Gütersloh. Bertelsmann Electronic Publishing, GmbH, München 1997.

220